Fructose-Intoleranz

– krank durch Obst, Gemüse und Süßigkeiten

Fruchtzuckerunverträglichkeit – eine oft übersehene Ursache für viele gesundheitliche Probleme!

Rainer Bloch Verlag

Fructoseintoleranz
– krank durch Obst, Gemüse und Süßigkeiten
Sigi Nesterenko
ISBN 978-3-942179-04-1
Rainer Bloch Verlag
1.Ausgabe 2010

Druck: SOL-Printservice GmbH, Schrobenhausen

SPRACHREGELUNG:

Zur Vereinfachung beim Schreiben und Lesen wird immer die männliche Form verwendet: der Patient, der Arzt usw. Dieser Artikel dient als allgemeiner Gattungsbegriff und schließt weibliche Personen automatisch mit ein.

Inhaltsverzeichnis

Seitenzahl

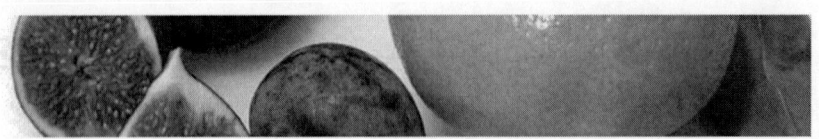

Vorwort

Sie glauben, dass Sie kein Obst und Gemüse vertragen, und auch nach dem Verzehr von süßschmeckenden Mahlzeiten gesundheitliche Beschwerden bekommen?

Sie haben Ihrem Arzt schon mehrfach Ihren Verdacht mitgeteilt, aber sind bisher nur auf taube Ohren gestoßen, weil es eine Unverträglichkeit auf Zucker bzw. Fruchtzucker eigentlich nicht geben soll?

Oder Sie haben soeben Ihre Diagnose einer Fructose-Intoleranz erhalten und möchten sich nun umfangreich über diese Nahrungsmittel-Unverträglichkeit informieren, um Ihre Lebensqualität zu verbessern?

Dann lesen Sie dieses wertvolle Buch, das von einer Betroffenen geschrieben wurde, die eine langjährige Odyssee durchlaufen hat, bei der ihre unerkannte hochgradige Fructoseintoleranz eine große Rolle spielte.

Denn sie weiß, wie es sich anfühlt, wenn man als Hypochonder abgestempelt wird. Und sie kennt diese Verzweiflung, wenn man die Ursache für die immer wiederkehrenden Symptome einfach nicht finden kann.

Dabei waren es besonders die intensiven Magen- und Darmbeschwerden, die sie oft völlig verzweifeln ließen, weil sie ihren Alltag so häufig beeinträchtigten.

Magen- und Darmbeschwerden sind heute weit verbreitet – ein jeder weiß wohl, wie es sich anfühlt, wenn der Verdauungsapparat nicht ganz im Lot ist. Bauchschmerzen, Übelkeit und Blähungen sind nur einige der möglichen Beschwerden.

Meist treten diese Probleme im Zusammenhang mit Ernährung auf, die einem nicht zuträglich ist.

So ist nach dem Verzehr von unverträglichen Nahrungsmitteln dann meist die Verwunderung sehr groß, wenn nach dem Genuss von sehr gesunden Lebensmitteln, wie beispielsweise Obst und Gemüse, immer wieder unangenehme Beschwerden auftreten.

In der Anfangszeit ignoriert man die Probleme häufig und nimmt sie als ‚normale' Unpässlichkeiten hin. Doch je länger die Phase der Beschwerden andauert, desto mehr wird einem bewusst, dass diese Symptome doch eigentlich nicht ‚normal' sein können. So beginnt dann häufig eine Odyssee zu verschiedenen Ärzten, die am Ende leider allzu oft doch ohne Ergebnis bleibt.

Das Thema Nahrungsmittelunverträglichkeiten ist in vielen Praxen noch nicht angekommen. So werden zum Leidwesen der Betroffenen viel zu oft Fehldiagnosen gestellt oder die Behandlung mit dem gutgemeinten Ratschlag beendet: ‚reduzieren Sie Ihren Stress, und lassen Sie sich psychosomatisch behandeln.'

Dabei kann die Lösung des Problems so einfach sein. Denn viele gesundheitliche Beschwerden sind ernährungsbedingt! Dies gilt sogar für das vermeintlich so gesunde Obst und Gemüse!
Denn obwohl gerade Obst und Gemüse so gesundheitsfördernd sein sollen, kann der Verzehr bei Menschen mit einer Fructose-unverträglichkeit großen Schaden anrichten.

Wenn jemand von einer Fructoseintoleranz betroffen ist und trotzdem fructosehaltige Nahrungsmittel isst, kann die Fructose zu sehr unangenehmen Beschwerden führen, die häufig den Verdauungstrakt, aber auch andere Körperregionen betreffen.

Und es ist immer wieder erstaunlich, wie sich so viele Symptome quasi in Luft auflösen, wenn man bei einer Fructoseintoleranz die unverträgliche Fructose vom Speiseplan eliminiert. Hält man sich hingegen nicht an die empfohlenen Diätvorschriften, so wird man seine Symptome jedoch behalten und sie womöglich im Laufe der Jahre noch intensivieren.

Um die Lebensqualität zu verbessern und sich von seinen fructosebedingten Beschwerden zu befreien, sollte man sich direkt nach der Diagnose unbedingt mit der Fructoseintoleranz auseinandersetzen. Denn schon mit ein paar wichtigen Diätregeln kann man eine völlige Symptomfreiheit erreichen.

Erfahren Sie in diesem Buch alles Wissenswerte über die Fructoseintoleranz. Lesen Sie, wie Sie Ihren Alltag erleichtern können und trotzdem nicht auf süße Mahlzeiten verzichten müssen. Und lernen Sie die Lebensmittel und Zuckersorten kennen, die Sie meiden sollten oder die Sie problemlos essen können.

Und dies alles quasi ‚aus erster Hand', denn die Autorin Sigi Nesterenko ist selbst von einer extrem ausgeprägten Fructoseintoleranz betroffen. Jahrelang wurden ihre Symptome fehldiagnostiziert, obwohl sie schon als Kind große Probleme hatte, fructosehaltige Lebensmittel zu vertragen. Im Laufe des Lebens verschlimmerten sich die Symptome derart, dass sie letztendlich gar keine Fructose mehr vertragen konnte, und dennoch erst nach vielen Jahren ihre Fructoseintoleranz festgestellt wurde.

Profitieren Sie nun von diesen wertvollen Erfahrungen und Informationen, die sie in diesem Buch sehr realitätsnah vermittelt. Denn wer kann eine Erkrankung und ihre möglichen Symptomverbesserungen besser vermitteln als jemand, der genau diese durchgemacht hat?

Fructose – ein Zucker mit viel zu gutem Ruf

Handelsüblicher Fruchtzucker wird aus Maissirup gewonnen und verfügt über eine wesentlich intensivere Süße als herkömmlicher Haushaltszucker. Dies ist neben den günstigen Herstellungskosten der Hauptgrund für die mittlerweile massiv betriebene Verwendung von Fructose bei der Produktion zahlreicher Lebensmittel.

Da in den vergangenen Jahren der Haushaltszucker in Verruf geraten ist, hat sich die Lebensmittelindustrie mit dem Fruchtzucker einen vermeintlich gesünderen Ersatzzucker gesucht. Dabei macht sich die Werbeindustrie den allgemein vertretenen Irrglauben zunutze, indem sie die angeblich so gesunde Fructose als besonders wertvoll anpreist. So wird besonders den als ‚gesund' deklarierten Lebensmitteln eine ordentliche Portion Fructose verpasst wie beispielsweise Müsliriegeln, Fruchtjogurts, Obst- und Gemüsesäften.

Wussten Sie schon, dass in einem Liter Apfelsaft so viel Fruchtzucker enthalten ist wie in zehn Äpfeln? So kann es durchaus sein, dass man über den Tag verteilt bis zu einen Liter Apfelsaft trinkt – aber wer isst schon zehn Äpfel täglich?

Heutzutage ist Fruchtzucker zum wichtigsten Süßungsmittel überhaupt geworden und wird auch in Lebensmitteln verarbeitet, bei denen man es als Endverbraucher niemals erwarten würde. Denn auch Fertiggerichte, die eigentlich als ‚herzhafte' Mahlzeit gegessen werden wie beispielsweise Fertigsuppen, Aufläufe oder viele Brotsorten sind viel häufiger mit Süßungsmitteln wie z. B. Fructose angereichert. Und da

Fruchtzucker ein so günstiger Zusatzstoff mit einer intensiveren Süßungskraft ist als einige andere Süßstoffe, wird dieser meistens den anderen Süßungsmitteln gegenüber bevorzugt.

Fruchtzucker scheint offensichtlich einen viel zu positiven Ruf zu haben, als ihm unter gesundheitlichen Aspekten gesehen zustehen dürfte. Denn wie mehrere Forschungsergebnisse zeigen, wirkt Fructose nicht nur als Dickmacher, sondern sie führt in nicht mehr zu übersehendem Ausmaß bei immer mehr Personen zu einer Intoleranz. Doch diese Schattenseiten des Fruchtzuckers sind allgemein noch sehr unbekannt, so dass eine Fructoseintoleranz häufig nicht diagnostiziert wird.

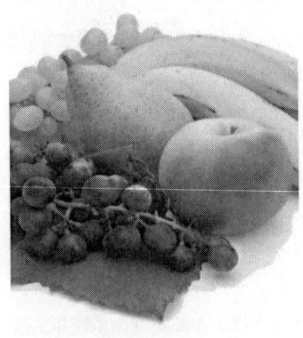

Was ist eine Fructosemalabsorption (FM) und eine Fructoseintoleranz (HFI)?

Ein Frühstück mit einem Glas Multivitaminsaft, einem Vollkornbrötchen und honiggesüßtem Müsli – ein so gesunder Start in den Tag kann doch eigentlich nur Gutes bringen. Tatsächlich aber bringt so ein Frühstück vielen Menschen einen Tag voller Bauchschmerzen, fest sitzenden Blähungen und einen Kopf voll mit Gedanken: Was habe ich denn jetzt schon wieder falsches gegessen?

Auslöser für diese Beschwerden, die oft jahrelang mit ,herumgeschleppt' und nicht erkannt werden, ist die so genannte Fructosemalabsorption, bei der Fruchtzucker nicht vertragen wird. Obwohl Obst und Gemüse als ein Inbegriff gesunder Ernährung gelten, schadet der Verzehr den betroffenen Personen mehr, als dass er ihnen nutzt.

Besonders in den Sommermonaten, wenn süße Früchte verlockend in den Supermärkten ausliegen, ist es für Personen mit einer Fructoseintoleranz besonders schwer, einkaufen zu gehen. Denn sie können die leckeren Früchte nur betrachten, aber nicht essen.

Einen leckeren Erdbeerbecher zu essen, bleibt für viele Betroffene ein Traum. Erfüllt man ihn sich trotzdem, wird er schnell zum Albtraum mit teilweise sehr unangenehmen und schmerzhaften Folgen.

Dass es Menschen gibt, die eine Unverträglichkeit auf Fructose haben, ist in der Allgemeinheit immer noch sehr unbekannt. Dabei gehen Experten davon aus, dass etwa 30 Prozent der Bevölkerung von dieser Erkrankung betroffen sind, aber bisher nur ein Bruchteil der Betroffenen ihre Intoleranz auf Fruchtzucker diagnostiziert bekommen hat.

Angesichts dieser vielen Millionen betroffenen Menschen sollte man meinen, dass eine Untersuchung auf eine Fructose-Unverträglichkeit zur Routineuntersuchung in niedergelassenen Praxen gehören würde. Doch Fehlanzeige – es ist erschreckend, wie viel Unkenntnis zu dieser Thematik immer noch in Medizinerkreisen herrscht.

Als Folge bleibt eine Fructoseintoleranz vielfach unentdeckt, und die Betroffenen durchlaufen jahrelange Odysseen mit teilweise sehr großen Einschränkungen ihrer Lebensqualität.

Patienten sehen sich dann häufig mit Verlegenheitsdiagnosen konfrontiert wie Reizdarm oder psychischen Ursachen. Diese Fehldiagnosen stellt der Betroffene dann meistens erst einige Jahre oder Jahrzehnte später fest, wenn eine Fructosemalabsorption diagnostiziert wird.

Kinderärzte und Gastroenterologen kennen sich am ehesten mit der Fructoseintoleranz aus. Denn in diesen Praxen sind häufiger Patienten mit unerklärlichen Verdauungsstörungen und immer wiederkehrenden Bauchschmerzen und Durchfällen anzutreffen.

Das unverträgliche Obst und Gemüse führt bei den meisten Personen zu Problemen im Verdauungstrakt, und da auch betroffene Kinder oft mit Bauchschmerzen reagieren, lehnen sie instinktiv Süßigkeiten und insbesondere Obst ab. Auch in vielen Fertigbreien ist Fructose enthalten, so dass auch Gläschenkost nur mit Widerwillen gegessen wird.

Eine derartige Aversion kann ein erster wichtiger Hinweis auf eine Fructoseintoleranz sein, der unbedingt ernst genommen werden muss. Im Umkehrschluss kann bei einer fehlenden Aversion jedoch nicht davon ausgegangen werden, dass keine Intoleranz vorliegt.

Entsprechend dem WHO-Klassifikationssystem ICD-10 handelt es sich bei einer Fructoseintoleranz um eine Störung der Kohlenhydrataufnahme. Bei dieser Stoffwechselstörung kann der Fruchtzucker nicht in genügend hohem Maße aufgenommen werden. Da die Aufnahme von Fructose verlangsamt ist, kommt es zu einer hohen Konzentration im Darm. Durch Darmbakterien wird die Fructose vor allem im Dickdarm zu Kohlendioxid und Wasserstoff umgewandelt.

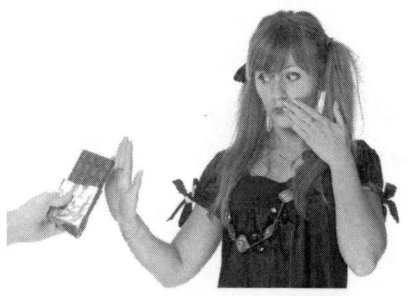

Man unterscheidet bei der Störung des Fructosestoffwechsels zwischen den folgenden Formen:

1. Fructosurie / Fructosämie
2. Fructosemalabsorption / intestinale Fructoseintoleranz (FM)

3. hereditäre Fructoseintoleranz (HFI), ererbte Variante

4. Fructose-1,6-Bisphosphatase-Mangel

1. Fructosurie / Fructosämie

Die Fructosurie bzw. Fructosämie ist erblich bedingt und kommt deutlich seltener vor als die anderen Störungen des Fructosestoffwechsels. Man geht davon aus, dass eine betroffene Person auf 120.000 Menschen kommt. Hierbei handelt es sich um eine Störung, die aufgrund der unzureichenden Aktivität eines bestimmten Verdauungsenzyms, der Fructokinase, entsteht.

Die Fructose wird dabei im Blut angehäuft und über die Niere und den Harn wieder ausgeschieden. Meistens wird diese Art der Fructoseintoleranz nur zufällig entdeckt und bedarf normalerweise keiner Behandlung.

Diese Art der Fructose-Unverträglichkeit bringt keine größeren Probleme mit sich und muss nicht behandelt werden, da ein anderes Enzym leicht die Funktion des geschädigten Enzyms übernehmen kann. Die Betroffenen zeigen so gut wie keine Symptome und gelten als klinisch gesund.

2. Fructosemalabsorption / intestinale Fructoseintoleranz (FM)

Im Gegensatz zur Fructosurie sind die beiden anderen Arten der Fructoseintoleranz unbedingt behandlungsbedürftig, um weitere Folgeschäden zu vermeiden und die meistens auch sehr eingeschränkte Lebensqualität wieder herzustellen.

Beide Varianten beginnen oft im Säuglings- oder Kindesalter. Während die ererbte Variante in den meisten Fällen schon in den ersten Lebensmonaten diagnostiziert wird und sich schnell manifestiert, dauert es bei der erworbenen Form oft viele Jahre bis zur Diagnosestellung. Vielfach wird sie erst im Erwachsenenalter festgestellt, aber auch erst im Erwachsenenalter erworben.

Die erworbene Art kommt wesentlich häufiger vor als die ererbte Variante. Sie ist dadurch gekennzeichnet, dass die Fructose im Dünndarm nur unzureichend resorbiert wird. Dies wird auf ein defektes Transportsystem im Dünndarm zurückgeführt. Insgesamt gibt es sieben GLUT-Transporter, mit deren Hilfe Monosaccharide im Darm aufgenommen werden.

Vorwiegend transportiert der Glukosetransporter GLUT 5 Fructose aus dem Darmlumen in die Darmzellen. Fehlt dieses Enzym, kann nicht der gesamte verzehrte Fruchtzucker im Dünndarm resorbiert werden.

Kohlenhydrate werden nach dem Verzehr in Mono- und Oligosaccharide aufgespalten, die anschließend durch das Transportsystem im Dünndarm weitergeleitet werden. Man geht davon aus, dass dieses

Transportsystem bei einer FM gestört ist, weil die Kapazitäten des GLUT-5-Transporters und des GLUT-2-Transporters reduziert sind.

Diese verminderte Kapazität kann dauerhaft und somit lebenslänglich andauern, aber sie kann auch eine nur vorübergehende Erscheinung sein.

Da aufgrund dieser Transportstörung die verzehrte Fructose nur unzureichend im Dünndarm verstoffwechselt werden kann, gelangt sie in unzureichend verdauter Form in den Dickdarm. Die hier lebenden Bakterien vergären den Fruchtzucker und bauen ihn ab zu kurzkettigen Fettsäuren, Wasserstoff, Kohlendioxid und Methan.

Durch diese Gasentwicklung entstehen die unangenehmen Symptome wie Blähungen, Bauchschmerzen bis zu Koliken und Durchfällen. Betroffene Personen vertragen fast gar kein Obst und Gemüse, sowie viele zuckerhaltige Produkte.

Diese Situation kann lebenslänglich dauern oder auch nur vorübergehend sein.

Experten gehen davon aus, dass sich die erworbene Fructoseintoleranz durch chronische Belastungen wie z. B. durch Umweltgifte, Stress, Einnahme von Medikamenten und falsche Ernährung entwickelt. Häufig geht eine dieser Belastungen mit einer massiven Störung der Darmflora einher. Lesen Sie hierzu das Kapitel ‚Darmsanierung bei Fructoseintoleranz'.

3. Hereditäre Fructoseintoleranz (HFI)

Die angeborene hereditäre Fructoseintoleranz entsteht durch einen genetischen Enzymdefekt und gilt offiziell als eine seltene Erbkrankheit.

Aufgrund des fehlenden Enzyms Aldolase-B wird der Fructoseabbau in der Leber blockiert, und es gibt bisher keine Möglichkeit, dieses fehlende Enzym zu ersetzen wie dies beispielsweise bei einer Laktoseintoleranz möglich ist.

Als Folge davon erhöht sich der Fruchtzuckergehalt in den Zellen in einem solchen Maß, dass es zu einer Störung im Glukosestoffwechsel und letztlich zu einer Unterzuckerung kommt. Lesen Sie hierzu auch das Kapitel ‚Fructoseintoleranz und Hypoglykämie'.

Diese ererbte Variante kommt deutlich seltener vor als die erworbene Intoleranz, sie wird aber als noch schwerer eingestuft.

Man vermutet, dass sie bei einem von 20.000 Menschen auftritt. Die Erkrankung muss dabei nicht bei den Eltern selbst auftreten, sie wird jedoch von beiden Elternteilen vererbt. Diese Erkrankung bedeutet eine noch extremere Einschränkung als bei der erworbenen Form. Denn hier werden auch kleinste Fructosemengen vom Körper nicht toleriert und können lebensbedrohliche Reaktionen auslösen.

Zu den Symptomen, die auch bei der erworbenen Fructoseintoleranz auftreten können wie Erbrechen, Schweißausbrüche, Zittern und Übelkeit, kann bei der genetischen Variante Benommenheit bis hin zur

Bewusstlosigkeit entstehen, sich die Leber vergrößern mit einem späteren Übergang in Zirrhose. Auch die Eiweißausscheidung über die Nieren kann zunehmen.

Wird trotz der Intoleranz Fructose verzehrt, entstehen toxische Stoffwechselprodukte, die zu lebensbedrohlichen Leber- und Nierenfunktionen führen können. Eine lebenslange Diäteinhaltung ist überlebensnotwendig. Geschieht dies nicht, schreiten die Schäden immer weiter fort und sind dann möglicherweise nicht mehr komplett reversibel wie z. B. Gewebeschädigungen der Leber.

Um auch in Notfällen gewappnet zu sein, empfiehlt es sich, einen Notfallausweis mit sich zu führen. So kann verhindert werden, dass bei einer Notfallbehandlung irrtümlich fructosehaltige Lebensmittel, Infusionen und Medikamente verabreicht werden. Hier kommt es immer mal wieder zu tödlichen Zwischenfällen, weil sorbit- oder fructosehaltige Infusionen verabreicht werden.

Um eine angeborene Fructoseintoleranz zu diagnostizieren, wird ein Gentest auf der Basis einer Blutentnahme durchgeführt. Falls dieses Testverfahren dennoch kein eindeutiges Ergebnis bringen sollte, kann auch eine Untersuchung von Gewebsproben angezeigt sein.

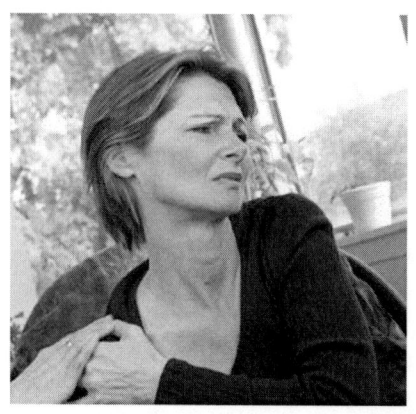

4. Fructose-1,6-Bisphosphatase-Mangel

Fructose-1,6-Bisphosphatase ist ein sehr wichtiges Enzym im Stoffwechsel der Kohlenhydrate. Es ist unter anderem dafür zuständig, dass der Blutzuckerspiegel aufrechterhalten wird, auch wenn keine Glukose zur Verfügung steht. Es dient also der Umwandlung anderer Nährstoffe in Glukose.

Bei der vorliegenden Erkrankung ist dieses Enzym nicht in ausreichendem Maße vorhanden, so dass bei mangelhafter Aufnahme von Glukose mit der Nahrung bzw. bei reduzierter Nahrungsaufnahme (Diät, etc.) aus anderen Nährstoffen keine Glukose produziert werden kann.

Als Folge davon tritt eine Unterzuckerung auf, die auch zur Bewusstlosigkeit führen kann. Diese Zustände können lebensbedrohlich sein.

Fructoseintoleranz - eine Allergie?

Umgangssprachlich wird eine Fructoseintoleranz meistens mit einer Allergie gleichgesetzt. Doch trifft diese Bezeichnung den Sachverhalt nur bedingt. Denn bei genauer Betrachtung ist festzustellen, dass zwar fructosehaltige Lebensmittel nicht vertragen werden und allergieähnliche Symptome auftreten, aber dennoch ist eine Intoleranz nicht mit einer Allergie gleichzusetzen.

Der größte Unterschied zwischen einer Intoleranz und einer Allergie ist darin begründet, dass der Körper immunologisch ganz anders reagiert.

Während bei einer Allergie sofort nach dem Verzehr die Reaktionen auftreten als Folge der sofortigen Bildung von Antikörpern, bleibt die Produktion dieser Substanzen bei einer Intoleranz aus.

Bei einer Allergie lösen schon die kleinsten Spuren eines Stoffes eine Reaktion bei der betroffenen Person aus.

Bei der Fructoseintoleranz sieht dies ganz anders aus. Hier werden mitunter noch größere Mengen von Fructose vertragen. Die beschriebenen Symptome treten erst dann auf, sobald die individuelle Verträglichkeitsschwelle überschritten wird.

Dabei vertragen Personen ohne Fructoseintoleranz ohne Probleme 30 g Fructose, während diese Menge bei Personen, die an einer Fructoseintoleranz leiden, zu Symptomen führen.

Symptome bei Fructoseintoleranz

Verzehrt man trotz der Fructoseintoleranz fruchtzuckerhaltige Lebensmittel, lassen die Symptome in der Regel nicht lange auf sich warten. Sie treten oft schon direkt nach dem Essen auf, aber auch bis zu 24 Stunde später können sich noch Reaktionen zeigen. Dabei können die gleichen Symptome auftreten bei Personen, die 10 g Fructose zu sich nehmen wie bei Personen, die nur 1 g verzehrt haben.

Bei den Symptomen lassen sich Primär-, Sekundär- und Tertiärsymptome unterscheiden.

Wie bereits erwähnt, sind die Hauptsymptome einer Fructosemalabsorption jedoch immer Verdauungsprobleme wie Blähungen, Durchfall, Übelkeit und Bauchschmerzen. Bei weiterem Verzehr von fructosehaltigen Lebensmitteln kann es zu einer Verschlechterung der Darmflora kommen, was eine Verschlimmerung der Fructoseintoleranz nach sich ziehen würde. Oft entwickelt sich aus dieser Problematik ein Reizmagen oder Reizdarm, der dann viele Jahre lang andauern kann, ohne dass die tatsächliche Ursache, nämlich die Fructoseintoleranz diagnostiziert wird. Sobald der Reizmagen oder Reizdarm jedoch ursächlich therapiert wird, indem bei einer Fructoseintoleranz auf Fruchtzucker verzichtet wird, verschwindet die Verdauungsrebellion meistens von ganz allein.

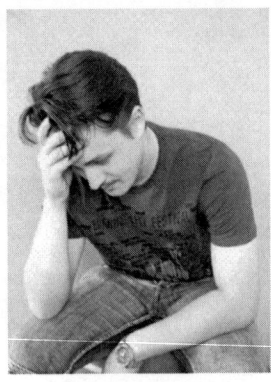

Als Primärsymptome werden die Symptome bezeichnet, die bereits nach einmaligem Verzehr von fructosehaltigen Lebensmitteln auftreten. Dazu zählen:

- Bauchschmerzen, die aufgrund der Gärung im Dünn- und Dickdarm entstehen

- Wegen der Gärung oft schlecht riechende Blähungen

- breiiger, schlecht riechender Stuhl

- zum Teil wässriger Durchfall

Als Sekundärsymptome werden die Symptome bezeichnet, die sich nach häufigerem Verzehr von fructosehaltigen Lebensmitteln zeigen. Zu diesen sekundären Symptomen zählen die folgenden:

- Reizdarmsyndrom
- Reizmagensyndrom
- Chronisches Sodbrennen (Reflux)
- Depressionen
- Muskelschmerzen
- Reaktive Arthritis
- Chronisches Erschöpfungssyndrom (CFS)
- Aufmerksamkeits-Defizit-Syndrom (ADS)
- Erschwerte Atmung
- Häufiger Harndrang
- Schwindelgefühl
- Konzentrationsstörungen
- Wetterfühligkeit
- Nervosität
- Müdigkeit
- Zinkmangel
- Folsäuremangel

Das lange Leben bis zur richtigen Diagnose

Während eine Laktoseintoleranz im medizinischen Alltag einen festen Platz eingenommen hat und im Rahmen einer gründlichen Diagnostik bei verdächtigen Symptomen meistens nicht fehlt, führt die Fructoseintoleranz noch ein ziemliches Schattendasein. Erstaunlich ist dies, da von einer Fructoseintoleranz viel mehr Menschen betroffen sind als von einer Laktoseintoleranz. Dies zeigt, dass viele Betroffene unterdiagnostiziert und damit untertherapiert sind. In ihrem Unwissen ob ihrer Fructoseintoleranz essen sie im guten Glauben viel ‚gesundes Obst und Gemüse' und wundern sich, dass sie trotz dieser vermeintlich gesunden Ernährung ständig gesundheitliche Probleme haben.

In der Annahme, dass sie sich noch gesünder ernähren müssen, steigern sie dann häufig noch den Verzehr von Obst, Gemüse und Vollkornprodukten und ‚bekommen ihre Quittung' durch eine weitere Verschlechterung des Gesundheitszustandes.

Warum die Fructoseintoleranz noch immer so eine Außenseiterstellung einnimmt, kann man nur erahnen. Dabei könnte den Betroffenen mit einem so einfachen und zudem kostengünstigen Atemtest Klarheit über ihre diffusen Symptome verschafft werden. Statt dieser günstigen Testmöglichkeiten werden dann teure Diagnostikapparate herangezogen, bei deren Untersuchungen die Ergebnisse jedoch allzu oft ins Leere laufen. Denn es ist nun mal nicht möglich, anhand einer Darmspiegelung eine Fructoseintoleranz festzustellen. Gleiches gilt auch für die Laktose, Histamin- und Glutenintoleranz. Lediglich eine Zöliakie kann mit Hilfe einer Magen- und Darmspiegelung diagnostiziert werden.

Derzeit ist es also immens wichtig, sich durch Eigeninitiative das nötige Wissen anzueignen.

Dieses hilft, seine mitunter jahrelange Odyssee voller unerklärlicher Symptome zu beenden, aber auch, um sich vor etwaigen Fehldiagnosen zu schützen. Denn leider passiert es noch viel zu oft, dass gerade die diffusen Verdauungsbeschwerden als psychisch oder stressbedingt dargestellt werden.

Das folgende Fallbeispiel soll exemplarisch darstellen, wie ein typischer Leidensweg eines Patienten mit Fructoseintoleranz aussehen kann. Dabei geht es nicht darum, evtl. Versäumnisse von Therapeuten an den Pranger zu stellen, denn wie sollen sie etwas diagnostizieren, wenn sie es nicht kennen?

Dieses Fallbeispiel soll vielmehr den Leidensdruck der Betroffenen widerspiegeln, auch wenn dieser in der Praxis meistens noch wesentlich dramatischer ausfällt, als es Worte in der Lage sind zu beschreiben.

Alles beginnt so schleichend, man wacht nicht eines Morgens auf, und sämtliche Symptome sind plötzlich und unerwartet da. Vielmehr bemerkt man es eher zwischendurch, dass man von bestimmten Nahrungsmitteln Bauchschmerzen bekommt oder sich so müde fühlt, obwohl die Uhr gerade mal 14.00 Uhr zeigt.

Man denkt sich zunächst noch nichts dabei, wenn man nachmittags wieder in der Eisdiele sitzt, sich den leckeren Eisbecher schmecken lässt, und schon nach dem Verzehr des halben Bechers mit Durchfall auf der Toilette landet.

Passiert dies jedoch beim nächsten Ausflug in die Eisdiele oder beim Kaffeeklatsch schon wieder und man landet erneut mit Bauchschmerzen auf der Toilette, dann erinnert man sich, dass es diese Situation schon einmal gab.

Man meidet vielleicht beim dritten Eisdielenbesuch den Eisbecher und bestellt stattdessen ein leckeres Stück Sahnetorte. Denn vielleicht lag der Grund für das abrupte Abbrechen des Eisdielenausflugs ja am Eis, weil man es einfach nicht vertragen hat.

Aber auch der nächste Kaffeeklatsch endet - wie gehabt – auf der Toilette. Und das, obwohl man dieses Mal einen ganz anderen Kuchen bestellt hatte und in den gerade zurückliegenden Tagen gar keinen Stress hatte. Sehr komisch.

Egal, man hätte den Kaffeeklatsch zwar lieber ohne den unangenehmen Toilettenbesuch erlebt, aber kann ja mal passieren. Vielleicht verabredet man sich beim nächsten Mal halt zum Abendessen beim Italiener, dort klappt's vielleicht ohne Nebenwirkungen.

Beim Italiener bestellt man beim nächsten Mal eine leckere Salamipizza und einen Rotwein und als Nachtisch steht schließlich Tiramisu auf dem Tisch. Die Ruhe im Bauch währt nur kurze Zeit, denn kaum ist der Nachtisch verzehrt, springt man plötzlich auf und läuft in Windeseile zur Toilette. Wieder Krämpfe, Durchfall und ein aufgeblähter Bauch.

Langsam macht das Ausessen keinen richtigen Spaß mehr, denn jedes Mal endet ein derartiger Ausflug auf der Toilette anstatt in einer entspannten Runde mit Freunden.

Immer öfter tauchen solche Erlebnisse nun auch tagsüber auf, am Arbeitsplatz, am Wochenende oder einfach mitten während des Tennisspiels. Man legt sich eine kleine Notfallapotheke zu, einige Mittelchen wandern in die Handtasche, so dass man für die nächsten Bauchschmerzen oder Blähungen gewappnet ist. Doch leider tauchen diese Symptome immer öfter auf, man hat das Gefühl, sie nicht mehr in den Griff zu bekommen, sie treten meistens so plötzlich auf, mitten in einer Besprechung, während eines Geschäftsessens, auf der Autobahn oder im Fitnessstudio. Gut, wenn immer eine Toilette in erreichbarer Nähe ist.

Und langsam werden diese Beschwerden richtig lästig. Allein kriegt man sie nicht mehr in den Griff, man hat nun schon alle freiverkäuflichen Antibläh-Präparate in der Apotheke ausprobiert, aber auch der nette Apotheker um die Ecke weiß mittlerweile nicht mehr weiter. Er verweist nun an den Hausarzt, denn er will es langsam nicht mehr verantworten, einen ohne klinischen Befund mit blähungs- und koliklösenden Präparaten zu versorgen. Vielleicht steckt ja doch etwas Ernstes dahinter?

Man schiebt diesen Gang zum Arzt vor sich her, versucht es wieder einige Wochen, diese lästigen Verdauungsprobleme selbst in den Griff zu bekommen. Doch jetzt war es in der letzten Woche nun schon drei Mal, wieder mitten in einer Besprechung und einmal im Stau auf der

Autobahn. Es passte also mal wieder absolut gar nicht, aber das interessiert die Blähungen ja leider nicht.

Okay, nächste Woche ist Urlaub angesagt, da wird ein Termin beim Hausarzt dann doch mal fällig. Der freut sich, dass er einen nach 3 Jahren mal wieder zu Gesicht bekommt und nutzt den Besuch zum Generalcheck. Alles soll geprüft werden, auch eine Darmspiegelung will er unbedingt anordnen, denn in der Familie gibt es eine Veranlagung für Darmkrebs, da solle man lieber eine Untersuchung zu viel als zu wenig machen. Und vielleicht findet er ja hier den Grund für die Verdauungsprobleme?

Nachdem die Darmspiegelung ohne Befund ist, schlägt der Gastroenterologe nun noch eine Magenspiegelung vor (hätte man die nicht sofort mit der Darmspiegelung machen können?) und ordnet in diesem Zusammenhang noch eine Biopsie an zur Überprüfung einer Zöliakie.

So langsam tauchen immer mehr Begriffe und mögliche Krankheitsvorschläge auf, die man bisher noch nie gehört hatte.

Aber auch die Ergebnisse der Magenspiegelung bleiben ohne Ergebnis, die Freude ist groß. Allerdings ist diese Freude nur von kurzer Dauer, denn die nächste Kolik taucht bereits am nächsten Tag auf und ärgert einen schließlich das ganze Wochenende.

Aber wieso sind diese Koliken nicht in den Griff zu bekommen und warum sind alle bisherigen Untersuchungen ohne Ergebnis? Soll das alles vom Stress kommen?

Erneut wechselt man den Arzt, weil die besorgte Arbeitskollegin einen guten Tipp hat. Ob ihr wohl die unangenehme Raumluft der Blähungen auf die Nase geht?

Der neue Arzt beschäftigt sich sehr interessiert mit den gesammelten Befunden der letzten 8 Jahre und hinterfragt die berufliche Situation und familiären Belastungen. Eigentlich ist ja alles ganz normal, Stress ist doch nichts Ungewöhnliches in der heutigen Zeit. Wer hat denn schließlich keinen? Der Arzt der Arbeitskollegin rät zu einer Stressreduzierung, am besten mit autogenem Training oder Entspannung nach Jacobsen, denn das könne sich sehr positiv auf die Verdauungsprobleme auswirken.

Okay, also geht man nach Büroschluss zum VHS-Kurs und lässt sich gemeinsam mit den anderen gestressten Teilnehmern erklären, dass der linke Arm jetzt ganz warm ist, atmet dreimal tief ein und lässt jetzt die ganze Wärme durch den Bauchraum fließen.

Und das soll nun die Koliken im Bauch besänftigen?

Am nächsten Mittag sind sie aber schon wieder da, die Bauchschmerzen, die nun wieder bis zum Feierabend bis in den Rücken ziehen. Und jedes Mal werden sie noch schmerzhafter und ausdauernder, und es vergeht mittlerweile keine Woche mehr ohne die Koliken. Ob da wirklich alles untersucht worden ist?

Die Jahre vergehen, der nächste Arzt findet leider auch nichts und der übernächste auch nicht. Seit einiger Zeit gesellen sich auch noch Haarausfall und bleierne Müdigkeit hinzu. Irgendwie funktioniert der Körper nicht mehr so, wie es mal war. Ob's am Alter liegt?

Mittlerweile sind 10 Jahre vergangen, diverse Ärzte haben Untersuchungen und verschiedene Allergietests durchgeführt. Aber trotz allem wurde nichts gefunden. Man weiß nun, was man nicht hat, aber man weiß nicht, was man hat. Das kann beruhigend sein, aber glücklicher wäre man, wenn endlich die Ursache gefunden würde.

Eine Freundin hat mal wieder einen heißen Tipp, aber Lust, diesen Ratschlag nun auch wieder zu befolgen, hat man keine, weil ja schon so vieles rauf und runter untersucht wurde. Und alles ohne Ergebnis. Aber so kann's ja auch nicht weitergehen, denn man merkt, dass man mit immer mehr Nahrungsmitteln Probleme hat und immer weniger Lebensmittel kennt, bei denen keine Symptome auftauchen.

Obwohl man im Reformhaus und Superbiomarkt einkauft, hat man immer noch so viele Verdauungsprobleme. Und obwohl durch mehrere Jobwechsel der Stress deutlich nachgelassen hat, sind die Blähungen einfach nicht weniger geworden.

Also auf zum nächsten Arzt. Die Hoffnungen sind dieses Mal riesig groß, denn der Tipp der Freundin hört sich wirklich sehr vielversprechend an.

Er hätte schon so vielen Patienten geholfen, vielleicht gehört man ja dann auch mal dazu.

Dieser Arzt scheint sich sehr für die Ernährung zu interessieren. Bisher hatte in den vergangenen 10 Jahren noch nie ein Therapeut so eingehend die Ernährungsgewohnheiten und Symptome hinterfragt. Aber vielleicht kommt man damit ja endlich den immer schlimmer werdenden Beschwerden auf die Spur. Hoffentlich kann er einem dann bald sagen, was man überhaupt noch essen kann.

Und er spricht von Dingen, die man bisher noch nie gehört hat. Es gäbe nicht nur Allergien, sondern auch so genannte Intoleranzen, mit denen man auf viele Nahrungsmittel reagieren könne. Der Doc verordnet Tests, die alle Privatvergnügen sind, weil die gesetzlichen Krankenkassen das Thema Nahrungsmittelintoleranzen wohl nicht anerkennen würden.

Und ziemlich teuer soll das auch noch alles sein. Es ist ärgerlich, aber was soll man denn machen, wenn man gesund werden möchte und nicht mehr weiter weiß? Die jetzige Lebensqualität ist sehr bescheiden, wie soll man sich denn schon fühlen, wenn man nur noch 15 Nahrungsmittel sicher verträgt und fast tägliche Bauchkoliken zum ständigen Begleiter geworden sind?

Also lässt man den Doc machen, denn irgendwie scheint er tatsächlich zu wissen, wovon er spricht. Er veranlasst verschiedene Tests für Nahrungsmittelintoleranzen, einer heißt IgG-Test, andere sind H2-Atemtests und zusätzlich führt er noch verschiedene Bluttests durch.

Nach 2 Wochen liegen die Ergebnisse komplett in seiner Praxis vor, und es scheint ein Tag der Wende zu werden. Er könne die ganzen Symptome ganz eindeutig erklären, denn mit der nun diagnostizierten Fructose-Intoleranz wäre es gar kein Wunder, dass die Gesundheit seit Jahren so abbauen würde.

Man solle ab jetzt fructosefreie Nahrungsmittel essen, dann würden sich die Symptome deutlich verringern oder sogar ganz zurückbilden.

Toll klingt das zunächst nicht, denn das heißt ja erst mal: kein Obst, keine Süßigkeiten, kein Kaffeeklatsch mit leckeren Sahnetorten und sogar Gemüse nur in kleinen Mengen. Aber was sind diese ganzen kleinen Opfer im Vergleich zu einer zurück gewonnenen Lebensqualität und Gesundheit?

Schon nach zwei Wochen sind die Blähungen völlig verschwunden. Ein halbes Wunder scheint geschehen, die Lebensgeister erwachen zu neuer Lebenslust. Es fühlt sich an wie ein Befreiungsschlag nach endlosen 10 Jahren, in denen kein Therapeut diagnostizieren konnte, was einem fehlte.

Trotz der riesigen Freude bleibt etwas Trauriges: Warum konnte einem nicht schon vor 10 Jahren jemand sagen, dass man eine Fructoseintoleranz hat?
Denn dann hätte man nicht nur viele Jahre mit einer besseren Lebensqualität bekommen, sondern die Fructoseintoleranz wäre erst gar nicht in diesem Ausmaß eingetreten.

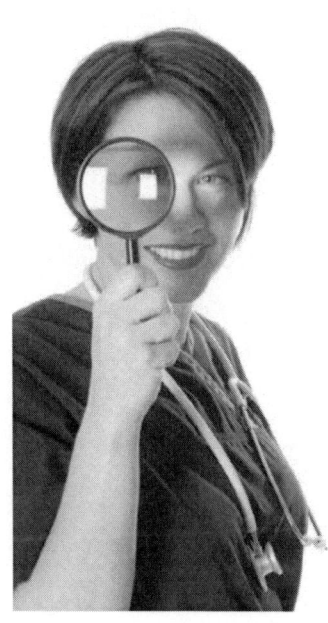

Diagnoseverfahren bei Fructoseintoleranz

Hat man erst mal die Vermutung erlangt, dass eine Fructoseintoleranz die Ursache für die gesundheitlichen Beschwerden sein kann, ist der Schritt zur Diagnose nicht mehr weit.

Es gibt verschiedene Möglichkeiten, um eine Fructoseintoleranz zu diagnostizieren. Die häufigsten und gebräuchlichsten sollen hier kurz vorgestellt werden.

Sehr sicher ist die Diagnose, wenn eine Messung des Wasserstoffgehalts der Atemluft erfolgt. Dieses Verfahren gilt heute als Goldstandard, um eine Fructosemalabsorption zu diagnostizieren, nicht jedoch, um eine angeborene Fructoseintoleranz festzustellen.

Bei diesem so genannten H2-Atemtest vergleicht man die nüchterne Wasserstoffkonzentration der Atemluft mit der Wasserstoffkonzentration der Atemluft nach der Aufnahme von Fructose. Der Test ist äußerst einfach und schmerzfrei, solange man nicht z. B. mit schmerzhaften Blähungen und Koliken auf den Testbestandteil Fructose reagiert.

Für die Testvorbereitung ist es wichtig, dass am Vorabend ab 20.00 Uhr keine Nahrungs- und Flüssigkeitsaufnahme erfolgt. Außerdem sollten ab dieser Uhrzeit keine Medikamente und kein Nikotin zugeführt werden.

Am Morgen des Tests werden die Zähne nicht geputzt, sondern nur etwa 2 Minuten lang der Mund mit Wasser gespült.

Während des Tests trinkt man zu Beginn eine fructosehaltige Wasserlösung, in der ca. 30 g Fructose aufgelöst werden.

In einem zeitlichen Abstand von 30 Minuten wird dann während des insgesamt zweistündigen Testverlaufs in ein Röhrchen gepustet, um anhand dieser Atemprobe die Wasserstoffkonzentration festzustellen. Wird hier der Wasserstoffwert um mehr als 20 ppm über dem Ausgangswert überschritten, gilt eine Fructoseintoleranz als diagnostiziert.

Dieses Testverfahren gilt als die gängigste und zuverlässigste Diagnosemethode. Dennoch gibt es hier Fälle, bei denen zwar eine FM vorliegt, aber diese nicht durch einen H2-Atemtest festgestellt werden kann.

Dies passiert dann, wenn bei einigen Personen durch das Trinken der Fructoselösung die methanproduzierenden Bakterien so stark aktiviert werden, dass sie den vorhandenen Wasserstoff aufbrauchen und dieser über die Atemluft nicht mehr ermittelt werden kann.

Bei Personen, die nicht von einer FM betroffen sind, wird die Fructose vom oberen Darmabschnitt aufgenommen. Bei einer FM hingegen erreicht die Fruktose tiefer liegende Darmabschnitte. Dort wird sie von verschiedenen Bakterien verstoffwechselt und produziert dabei Wasserstoff. Dieser gelangt über die Darmschleimhaut in den Organismus und wird teilweise über die Lunge abgeatmet. Diesen Vorgang macht man sich beim Wasserstoffatemtest zunutze.

Als Diagnostikalternative wird anstatt des Wasserstoffes der Blutzucker gemessen. Bei Personen mit einer FM kommt es nach dem Verzehr von Fructose nicht zu einem Anstieg des Blutzuckerspiegels.

Bei gesunden Personen hingegen steigt der Blutzuckerspiegel an. Eine weitere Bestätigung für das Vorliegen einer FM zeigt sich nach der Testdurchführung (egal, ob H2-Atemtest oder Blutzuckerspiegel-messung) durch die das Auftreten von Symptomen wie Blähungen, Bauchschmerzen bis zu Durchfall.

Alternativ oder ergänzend zum H2-Atemtest besteht zur Diagnostik auch die Möglichkeit, die Messung des Fructose-Plasma-Spiegels vorzunehmen. Diese findet vor allem bei der Diagnose der hereditären Fructoseintoleranz Verwendung und nicht bei der Feststellung der Fructosemalabsoption. Hierbei erfolgt die Diagnose über einen erwarteten Abfall des Blutzuckerspiegels nach der Aufnahme von Fructose.

Daneben existieren noch weitere Diagnoseverfahren, wie zum Beispiel Differentialdiagnosen, die zu den oben genannten noch zusätzliche Untersuchungen wie beispielsweise der Darmflora vornehmen.

Leider sind die meisten dieser eigentlich sehr gängigen Diagnostikmöglichkeiten in vielen Praxen Therapeuten noch immer sehr unbekannt. Deswegen und auch als Unterstützung der Diagnoseverfahren kann man auch anhand einer Eliminationsdiät herausfinden, ob man von einer Fructoseintoleranz betroffen ist.

Während dieser 4- bis 6-wöchigen Diät wird auf alle fructosehaltigen Lebensmittel verzichtet. Hierbei ist es immens wichtig, auch die versteckten Zuckerarten zu vermeiden. Lesen Sie hierzu unbedingt das Kapitel ‚Versteckte Zuckerarten'.

Wenn sich während dieser fructosefreien Diätphase die Symptome deutlich verbessern, besteht eine große Wahrscheinlichkeit, dass man keine Fructose verträgt. Dieser Verdacht kann schließlich noch dadurch untermauert werden, indem man nach dieser Eliminationsdiät einen fructosehaltigen Tag durchführt. Kommen dann die Symptome wieder zum Vorschein, wird der Verdacht somit stark erhärtet.

Nach der Diagnose

Nach der Diagnose kommt der nächste Schock, denn auf der Suche nach professioneller Unterstützung stellt man völlig frustriert fest: Da ist niemand, der einen auffängt oder kompetent beraten kann. Weder der Arzt, Heilpraktiker oder Ernährungsberater verfügt in der Regel über ausreichende Erfahrung, um einen auf dem Weg ins fruktosefreie Leben zu begleiten.

Und dennoch: nach der Diagnose beginnt fast ein neues Leben, denn je nach Schweregrad der Fructoseintoleranz kann es zu dramatischen Beeinträchtigungen der Lebensqualität kommen, wenn die FM unentdeckt bleibt. Erfahrungen zeigen, dass sich der Gesundheitszustand über Jahre weiter verschlechtert, solange die FM nicht gefunden wird. Der Körper reagiert dann immer schneller und noch sensibler auf fructosehaltige Nahrungsmittel, weil die individuelle Toleranzgrenze stetig weiter herabgesetzt wird.

Dies führt meistens dazu, dass man immer weniger Lebensmittel verträgt und sich nur noch von einer geringen Anzahl an Nahrungsmittel ernähren kann. Sollten Sie zu denjenigen gehören, die momentan nur noch 10 Lebensmittel vertragen können, dann tröstet Sie vielleicht eine Feststellung: Sie sind nicht die einzige Person mit dieser deprimierenden Situation, aber Sie gehören nun zu den Glücklichen, die endlich die wahre Ursache gefunden haben. Nutzen sie jetzt die Gunst der Stunde und beschäftigen Sie sich eingehend mit der FM, denn es wird alles besser, wenn Sie sich an ein paar ‚Spielregeln' halten. Zwar nicht von heute auf morgen, aber bedenken Sie, dass Ihr Weg bis hierher auch nicht nur 2 Tage gedauert hat.

Viele Betroffene haben einen 10-jährigen Leidensweg hinter sich, also was ist dagegen ein Zeitraum von einigen Monaten, in denen Sie bei Einhaltung einer fructosearmen Ernährung eine deutliche Zunahme Ihrer Lebensqualität erfahren werden? Bei vielen Patienten stellt sich bereits nach 2 Wochen eine deutliche Verbesserung ein. Diese Perspektive ist doch Motivation pur und Anlass genug, sich fructosearm zu ernähren. Sie können sicher sein: Sie erhalten ein völlig neues Lebensgefühl mit viel mehr Energie und vielleicht so viel Lebensfreude, wie Sie sie schon seit vielen Jahren nicht mehr kannten.

Erhält man schließlich die Diagnose, dass eine Fructoseintoleranz vorliegt, so kann sich dies wie ein Befreiungsschlag anfühlen. Die Hoffnung und Erwartungshaltung ist nun verständlicherweise enorm, wenn man davon ausgeht, dass man möglicherweise eine jahrelange Odyssee hinter sich hat. Meistens liegen viele Jahre mit enormen gesundheitlichen Einschränkungen und einer immer weniger werdenden Lebensqualität hinter einem.

Außerdem erhielten Sie wahrscheinlich viele Diagnosen, von denen einige kleine Schrittchen nach vorn bedeuteten, jedoch nie den richtigen Durchbruch brachten. Und vermutlich bekamen Sie auch einige Fehldiagnosen, die man sich im Nachhinein gern erspart hätte, angefangen bei eventuellen unnötigen Operationen bis hin zu aufwendigen Untersuchungen wie Darm- und Magenspiegelungen.

Und immer wieder waren die Blutergebnisse völlig normal und ohne jegliche Auffälligkeiten.

Bei dieser therapeutischen Ratlosigkeit war dann meistens die letzte Empfehlung, sich doch endlich psychosomatisch behandeln zu lassen, denn organisch war ja nichts zu finden.

Mit dieser Art Karriere, die geradezu typisch ist für Betroffene mit Nahrungsmittelintoleranzen und insbesondere einer Fructoseintoleranz, ist die Freude umso größer, wenn endlich ein Lichtblick am Horizont erscheint. Zunächst wirkt dieser Lichtblick nur wie ein winziger Hoffnungsschimmer, denn man hat einfach Angst, dass sich auch diese Diagnose wieder als wenig hilfreich herausstellen könnte. Und man kann mit einer Fructoseintoleranz möglicherweise zu Beginn nicht viel anfangen, weil man herzlich wenig über sie weiß.

Dabei reicht das Vorstellungsvermögen auch kaum aus, dass die häufig so strapazierenden und beeinträchtigenden Symptome tatsächlich von so einer augenscheinlich winzigen Substanz ausgelöst werden sollen. Soll denn wirklich der ständige Schwindel, die Bauchkrämpfe, Schlafstörungen, Schweißausbrüche, chronische Müdigkeit und so vieles mehr von Fructose ausgelöst werden?

Probieren Sie es doch einfach aus und erwarten Sie voller Freude den Erfolg, der sich bei den allermeisten Patienten bereits dadurch einstellt, indem fructosehaltige Nahrungsmittel vermieden werden.

Um eine fructosereduzierte Diät durchzuführen, ist es zu empfehlen, einen sehr erfahrenen Ernährungsberater zu kontaktieren und für die ersten Wochen regelmäßige Diätberatungen gemeinsam mit ihm zu vereinbaren.

Achten Sie bei der Auswahl Ihres Ernährungsberaters darauf, dass er umfangreiche Erfahrungen mit der Fructoseintoleranz hat. Viele Ernährungsberater haben Spezialgebiete, so dass Sie nicht gut aufgehoben sein werden, wenn der Berater beispielsweise seine Schwerpunkte auf Diabetes, Adipositas oder Abnehmprogramme legt und in der Vergangenheit kaum Erfahrungen mit Nahrungsmittelintoleranzen sammeln konnte.

So kann es sehr sinnvoll sein, mitunter lieber einige Kilometer weiter zu fahren, aber dann in wirklich erfahrenen Händen zu sein. Denken Sie daran, wie lang Ihr Weg bis hierher war, um endlich die rettende Diagnose zu erhalten.

Kürzen Sie nun endlich den weiteren Weg ab, und sparen Sie nicht an den paar Kilometern, die Sie möglicherweise von einem guten Therapeuten trennen könnten.

Natürlich können Sie sich auch selbst in das Thema einarbeiten und sich einen eigenen Diätplan aufstellen oder eine rote Liste erstellen, um die ‚Fructosebomben' schnell zu erkennen, auch wenn Sie beispielsweise ausessen gehen möchten.

Es gibt dabei einige ‚Eselsbrücken', nach denen man sich richten kann, um nicht ungewollt in Fructosefallen zu tappen. Um auf Nummer Sicher zu gehen, meiden Sie unbedingt alles, was in irgendeiner Art und Weise süß schmeckt.

Sinnvoll ist, dass man anfangs eine Liste bei sich führt und/oder an den Kühlschrank klebt mit den zu meidenden Lebensmitteln.

Besonders am Anfang können sicherlich immer mal wieder Ernährungsfehler auftreten, mit denen man sich zu viel Fructose zuführt. Aber mit der Zeit lernt man dazu und kann sich die Lebensmittel merken, die okay sind und auch die, die man nicht vertragen hat.

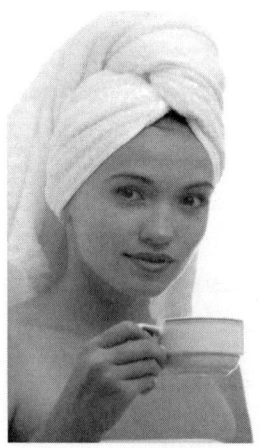

Erkrankungen, die mit einer Fructoseintoleranz zusammenhängen können

Fructoseintoleranz und Depressionen

Sie leiden unter Depressionen und suchen schon seit vielen Monaten oder gar mehreren Jahren nach der Ursache? Sie haben das Gefühl, dass die Ursache der Depression nicht psychisch bedingt ist, aber irgendwie glaubt Ihnen niemand?

Können Sie sich vorstellen, dass Ihre Depressionen durch den Verzehr von Obst, Gemüse und sonstige fructosehaltigen Nahrungsmittel entstehen können? Vermutlich haben Sie einen derartig möglichen Zusammenhang bisher noch nicht gehört und ihn vielleicht auch gar nicht für möglich gehalten. Dann lesen Sie nun besonders aufmerksam weiter, denn die folgenden Informationen könnten tatsächlich für Sie besonders wertvoll sein.

Bei einer Fructoseintoleranz wird aufgrund einer Resorptionstörung zu wenig der Aminosäure Tryptophan aus der Nahrung aufgenommen. Als Folge kann der Körper nicht genügend Serotonin bilden, so dass es zu depressiven Verstimmungen oder sogar manifesten Depressionen kommen kann. Serotonin gilt als das Glückshormon und hat für die Stimmungslage eine ganz entscheidende Bedeutung. Und je mehr Fructose bei einer FM verzehrt wird, desto massiver entwickeln sich die Depressionen.

Andererseits lassen sich Depressionen bei einer FM so schnell beseitigen wie bei keiner anderen Depressionsursache. Denn wird die Depression tatsächlich durch die FM ausgelöst, bildet sie sich von ganz allein zurück, sobald man fructosehaltige Lebensmittel meidet. Allerdings besteht noch ein weiterer Zusammenhang zwischen einer FM und Depressionen.

Denn aufgrund des sehr häufig auftretenden Nährstoffmangels fehlen insbesondere Zink und Folsäure. Auch dieser Mangel kann eine Depression begünstigen, so dass die Einnahme entsprechender Präparate empfehlenswert ist.

Pyrrolurie und Fructoseintoleranz

Die Stoffwechselstörung Pyrrolurie wird auch als Kryptopyrrolurie, HPU oder Malvaria bezeichnet und ist eine genetisch bedingte enzymatische Störung im Hämoglobin-Stoffwechsel.

Pyrrolurie-Experten gehen davon aus, dass ca. 10% der Bevölkerung von dieser vererbbaren Störung betroffen sind und z. B. Personen mit einer Umwelterkrankung (MCS) immer eine Pyrrolurie aufweisen.

Über den Urin der Pyrrolurie-Betroffenen werden Pyrrole ausgeschieden und dem Körper damit Zink und B6 entzogen. Dies führt zu einem eklatanten chronischen Mangel an Zink und B6, der auch über eine gezielte Ernährung nicht kompensiert werden kann. Die einzige wirksame Therapie besteht darin, lebenslänglich diese Substanzen in Form von speziellen Pyrrolurie-Präparaten (z. B. Pyridoxal-5-phosphat, die aktive

Form von Vitamin B6) zu ergänzen, denn sie sind lebenswichtige Co-Faktoren für über 200 Enzyme. Fehlen dem Organismus diese wichtigen Nährstoffe, kommt es zu zahlreichen Störungen im Stoffwechsel und bei enzymbedingten Abläufen.

Die dadurch auftretenden körperlichen Symptome sind sehr vielfältig und reichen von ADHS, psychischen Störungen wie Schizophrenie, Burn-Out-Syndrom, Chronischem Müdigkeitssyndrom, verschiedenen Nahrungsmittelintoleranzen, Lern- und Konzentrationsschwierigkeiten, fehlender Traumerinnerung bis zur Antriebslosigkeit.

Da eine Pyrrolurie ebenso selten erkannt wird wie eine Fructoseintoleranz, laufen auch diese Betroffenen häufig jahrelang von einem Therapeuten zum nächsten, um die Ursache ihrer vielschichtigen gesundheitlichen Beschwerden herauszufinden.

Aber dies ist nicht die einzige Gemeinsamkeit, die man der FM und Pyrrolurie zuordnet. Sehr oft treten sie nämlich gemeinsam auf, d. h. wer von einer FM betroffen ist, hat möglicherweise auch eine Pyrrolurie und umgekehrt. Man kann in diesen Fällen die Pyrrolurie als die Basis für die Entwicklung der Fructoseintoleranz sehen. Es gibt inzwischen einige Diskussionen, die eine FM als Folge der Pyrrolurie sehen.

Pyrrolurie-Experten erklären den Zusammenhang von Pyrrolurie und Fructoseintoleranz mit dem chronischen Zinkmangel, der bei Pyrrolurie-Personen immer vorhanden ist. Fructose wird in Glukose umgewandelt, wozu das Enzym Aldolose-B benötigt wird, und das wiederum ist von Zink abhängig. Pyrroliker jedoch leiden unter einem chronischen

Zinkmangel, der auch durch eine gezielte Ernährung nicht kompensiert werden kann. Nur durch die regelmäßige und lebenslängliche Einnahme von hochdosierten Zinktabletten kann der Pyrrolurie-Organismus mit ausreichend Zink versorgt werden.

Da die meisten FM-Betroffenen von der Existenz einer Pyrrolurie mit sehr großer Wahrscheinlichkeit noch nichts gehört haben, werden sie auch nicht entsprechend therapiert.

Fehlt dementsprechend eine ausreichende Zinkmenge, ist nicht genügend Enzym Aldolase-B vorhanden, so dass der Fruchtzucker nicht schnell genug in Glukose umgewandelt werden kann. Dementsprechend sammelt sich der Fruchtzucker im Körper an und führt zu den typischen Symptomen einer Fructoseintoleranz.

Wer die Diagnose Fructoseintoleranz erhalten hat, sollte bei begründetem Verdacht und nach Rücksprache mit seinem Therapeuten ggf. einen Urintest auf eine mögliche Pyrrolurie vornehmen. Diesen Test übernehmen die Krankenkassen nicht. Er kostet ca. 30 bis 40,- € und wird derzeit nur von vier darauf spezialisierten Laboren angeboten.

Bei einer Pyrrolurie tritt jedoch nicht nur sehr häufig eine Fructoseintoleranz auf, sondern oft wird zusätzlich eine Histaminintoleranz festgestellt. Im Folgenden soll Ihnen ein kurzer Überblick den Zusammenhang von einer Pyrrolurie und einer Histaminintoleranz erklären.

Pyrrolurie-Personen weisen aufgrund des Zinkmangels in der Regel einen auffallend hohen Kupferüberschuss auf, der dazu führt, dass die Enzyme DAO und MAO das vorhandene Histamin zu schnell abbauen. Also hier wird genau das Gegenteil zu dem erreicht, was bei einer Histaminintoleranz passiert.

Als Grundlage des Zinkmangels wird der B6-Mangel gesehen. Denn ist zu wenig B6 vorhanden, können Zink, Mangan, Chrom und Magnesium nur unzureichend aufgenommen werden. Und dieses wiederum kann sich ungünstig auswirken, um eine Histaminintoleranz zu entwickeln.

Hier spielt besonders der B6-Mangel eine entscheidende Rolle, denn durch das Fehlen von B6 wird der Abbau von Histamin direkt beeinflusst. Weil für die Produktion des Enzyms Diaminoxidase Vitamin B6 als Cofaktor benötigt wird, kann DAO nicht in ausreichender Menge produziert werden und somit der Histaminabbau nicht in der erforderlichen Größenordnung erfolgen.

Ein weiteres Problem stellt der Manganmangel dar, denn aufgrund des fehlenden Mangans kann die Darmschleimhaut das vorhandene Histamin nicht in ausreichender Menge binden. Außerdem wird durch den Manganmangel das Leaky Gut Syndrom vorangetrieben, so dass die Histaminintoleranz sich noch weiter entwickeln kann und Histamin durch die durchlässige Darmschleimhaut in den Organismus gelangt.

Lesen Sie weitere Informationen in den Ebooks ‚Leaky Gut – der durchlässige Darm auf www.Leaky-Gut-Syndrom.net und ‚Histaminintoleranz – die unentdeckte Krankheit', erhältlich auf www.Histaminintoleranz-24.de .

Fructoseintoleranz und Fettleber

Viele Aspekte sind bei der Fructoseintoleranz noch nicht vollständig geklärt. Hierzu gehört auch der Zusammenhang zwischen der Entstehung einer Fettleber und einer Fructoseintoleranz. Zwar leiden viele FM-Betroffene unter einer Fettleber und auch in Tierversuchen konnte die Entstehung einer Fettleber durch einen übermäßigen Fructoseverzehr nachgewiesen werden, aber dennoch wird ein Zusammenhang immer noch sehr oft diskutiert und in Frage gestellt.

Häufig wird eine Fettleber nur durch Zufall diagnostiziert, denn sie äußert sich nur durch diffuse Symptome, die auch aufgrund anderer organischer Beschwerden auftreten könnten. Das markanteste Merkmal ist die extreme Müdigkeit und Antriebsarmut, verbunden mit einer ausgeprägten allgemeinen Leistungsminderung. Manchmal äußern sich unterhalb des rechten Rippenbogens dumpfe Schmerzen, die sich beim Liegen auf der rechten Seite verstärken können. Auch Blähungen und Völlegefühl können ein Hinweis auf eine Fettleber sein. Da diese Beschwerden jedoch so unspezifisch sind, wird eine Fettleber sehr häufig übersehen.

Um eine Fettleber zu beheben, sollte bei einer Fructoseintoleranz also unbedingt eine fructosearme Ernährung eingehalten werden. Hierzu gehört auch ein kompletter Alkoholverzicht, fettarme Ernährung und ausreichend Bewegung. Zur Unterstützung und Regeneration der Leberzellen ist die Einnahme von Mariendistelpräparaten empfehlenswert.

Auch Curcuma gilt als ein hervorragendes Mittel bei Leber- und Gallenbeschwerden. Curcuma wird immer häufiger von naturheilkundlich arbeitenden Therapeuten als Behandlungsbestandteil eingesetzt und oft auch als Ergänzung zu schulmedizinischen Therapien empfohlen. Mittlerweile gibt es eine große Anzahl internationaler Studien, die die medizinische Wirkung von Curcuma belegen.

Bereits seit über 3000 Jahren ist Curcuma in Indien als heiliges Gewürz bekannt – und gilt seit jeher in der ayurvedischen Medizin als überaus erprobte und bewährte Heilpflanze.

Die leber- und galleregulierenden Wirkungen werden einerseits auf das im Curcuma enthaltene ätherische Öl zurückgeführt, aber ebenso auch auf den Farbstoff Curcumin. Bei Tierversuchen konnten Forscher Erfolge bei chemisch bedingten Entzündungen der Leber nachweisen.

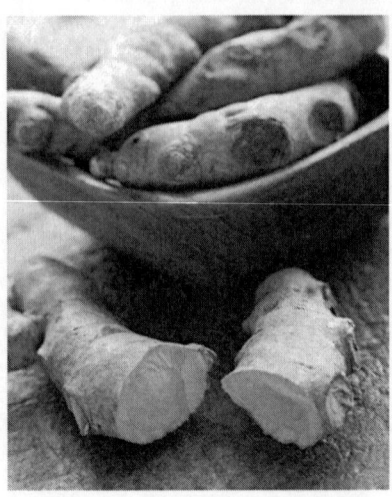

Fructoseintoleranz und Hämorrhoiden

Auf den ersten Blick haben Fructoseintoleranz und Hämorrhoiden eher wenig miteinander zu tun. Doch bei genauerer Betrachtung besteht hier doch ein ganz wesentlicher Zusammenhang.

Das hauptsächliche Problem ist hierbei, dass bei einer Fructoseintoleranz durch Diätfehler immer wieder Durchfall auftritt. Diese Situation kann zu einer Entzündung der Afterschleimhaut führen, was häufige Blutungen mit sich bringen kann. Und schließlich kann Durchfall die Symptome von Hämorrhoiden verstärken, so dass das Jucken und Brennen des Afters zunimmt.

Um das Problem der Hämorrhoiden nicht weiter zu verschärfen, ist es bei einer Fructoseintoleranz also unbedingt anzuraten, auf den Fruchtzucker zu verzichten. Darüber hinaus gibt es verschiedene Möglichkeiten, die vorhandenen Hämorrhoiden zu lindern. Zu den herkömmlichen Hausmitteln gehören hauptsächlich regelmäßige Sitzbäder, aber auch Salben und so genannte Hämotamps können den Juckreiz und vorhandene Entzündungen reduzieren. In fortgeschrittenem Stadium und bei zu großen Hämorrhoidenknoten hilft allerdings nur noch ein operatives Entfernen.

Grundsätzlich ist es ratsam, für einen geformten und dennoch weichen Stuhl zu sorgen. Dies wird über einen ausreichenden Verzehr von Ballaststoffen erreicht, aber gerade dies ist das Problem bei einer Fructoseintoleranz. Denn ballaststoffreiche Lebensmittel wie Obst, Gemüse und Vollkornprodukte sind bei einer Fructoseintoleranz gar nicht oder nur in geringem Maße verträglich. Auch die häufig empfohlenen Flohsamenschalen, die für eine bessere Verdauung sorgen, sollten bei einer Fructoseintoleranz mit großer Vorsicht und anfangs nur in geringsten Mengen eingenommen werden.

Vitamin- und Mineralstoffmangel

Je nach Schweregrad muss bei einer Fructoseintoleranz auf das meiste Obst und Gemüse verzichtet werden. Mit dieser stark eingeschränkten Ernährungsweise läuft man jedoch Gefahr, einen Mangel an Vitamin- und Mineralstoffen zu entwickeln. Dieses Problem wird noch verstärkt, wenn aufgrund der Fructoseintoleranz häufig Durchfall auftritt und der Organismus über diesen Weg wertvolle Nährstoffe verliert.

Sinnvoll ist daher, bei einer Fructoseintoleranz unbedingt für einen Ausgleich in Form von Nahrungsergänzungsmitteln zu sorgen. Achten Sie beim Kauf darauf, dass die zugeführten Präparate ohne Zuckerzusatzstoffe und Fructoseanteile sind. Mittlerweile gibt es exakt auf die Bedürfnisse bei einer Fructoseunverträglichkeit abgestimmte kombinierte Präparate, die Zink und Folsäure im ausgewogenen Verhältnis und in der erforderlichen Tagesdosis enthalten. Darüber hinaus kennzeichnen einige Hersteller ihre Präparate inzwischen mit entsprechenden Hinweisen wie ‚fructosefrei'.

Besonders oft entsteht ein Zink- und Folsäuremangel, der sich mit verschiedenen Symptomen äußert wie mit häufigen Erkältungen, Stimmungsschwankungen, Depressionen, Haarausfall und weiteren unspezifischen Gesundheitsstörungen. Außerdem kommt es auch oft zu einer ungenügenden Versorgung mit Vitamin C, Calcium, Tryptophan, Glutathion, Lipase und Amylase.

Aber auch Eisenmangel aufgrund von häufigen Durchfällen muss aufgrund möglicherweise resultierender Blutanämien in Betracht gezogen werden. Fructose selbst ist hingegen für den Körper nicht erforderlich, so dass es nicht notwendig ist, diese in irgendeiner Form zu ersetzen.

Ein kombinierter Zink- und Folsäuremangel ist geradezu typisch für eine Fructoseunverträglichkeit. Und zwar so typisch, dass sogar einige Therapeuten bei einem vorliegenden Mangel dieser beiden Nährstoffe den Rückschluss auf eine Fructoseintoleranz ziehen und zur Sicherheit den H2-Test durchführen.

Untersuchungen haben gezeigt, dass hier eine 100-prozentige Erfolgsquote herauskam, die ergab, dass bei allen Personen mit festgestellten Folsäure- und Zinkmängeln tatsächlich eine Fructoseintoleranz vorlag.

Zink und Folsäure werden nicht im Körper gespeichert, so dass eine ständige Zufuhr ganz wichtig ist. Dies gilt bei einer Fructose-unverträglichkeit umso mehr.

Folsäure gehört zu den Vitaminen des B-Komplexes und ist ein ganz elementares Vitamin für den menschlichen Körper. Da Folsäure beim Aufbau der roten Blutkörperchen eine wichtige Rolle spielt und bei der

Zellteilung, dem Zellenwachstum, der Blutbildung und bei Herz- und Kreislauf entscheidende Funktionen übernimmt, kann sich ein Folsäuremangel für den Organismus sehr nachteilig auswirken.

So kommt es neben einer Störung des Serotoninhaushaltes auch zu Veränderungen des Blutbildes, zu Depressionen, Konzentrationsschwäche, Reizbarkeit bis hin zur Anämie und Wundheilungsstörungen. Außerdem besteht durch einen Folsäuremangel ein erhöhtes Risiko für das Auftreten von Herz-Kreislauf-Erkrankungen.

Der Folsäuremangel entsteht bei der Fructoseintoleranz nicht nur aufgrund der mangelnden Zufuhr, sondern auch aufgrund der meistens gestörten Darmflora. Wäre die Darmflora hingegen gesund, könnte sie Folsäure selbst produzieren.

Zink ist als Cofaktor von über 200 Enzymen ein lebensnotwendiges Spurenelement und an vielen Stoffwechselvorgängen beteiligt. So ist es auch für die Funktion verschiedener Hormone wie u. a. Schilddrüsen-Hormone und Insulin zuständig, für das Immunsystem und entzündliche Prozesse der Haut.

Zinkmangel äußert sich durch verschiedene Symptome, angefangen bei Haarausfall, brüchigen Fingernägeln, Allergien, häufigen Erkältungen und Hautausschlägen.

Zink ist in Fisch, roten Fleischsorten, Milch und Nüssen enthalten. Bei einem Zinkmangel aufgrund einer Fructoseintoleranz ist meistens aber eine Substitution durch Zinkpräparate erforderlich, weil der Mangel nicht über die Nahrung kompensiert werden kann.

Fructoseintoleranz und Hypoglykämie

Eine Fructoseintoleranz geht häufig nicht nur mit einer Pyrrolurie einher, sondern zusätzlich auch mit einem erniedrigten Zuckergehalt im Blut. Dieser Zustand wird auch als Hypoglykämie bezeichnet und meint eine Unterzuckerung.

Zur Unterzuckerung kommt es dann, wenn der Blutzuckerwert unter 50 Milligramm pro 100 Milliliter oder 2,8 Millimol pro Liter liegt. Symptome können aber bereits vor dem Erreichen dieser kritischen Blutzuckergrenze auftreten. So bekommen einige Personen bereits ab einem Blutzuckerwert von unter 70 Milligramm pro Liter körperliche Beschwerden, Diabetiker sogar bei noch höheren Blutzuckerwerten, wenn sie grundsätzlich auf hohe Werte eingestellt sind.

Störungen des Zuckerstoffwechsels kennt man hauptsächlich bei Diabetikern. Aber es gibt auch Störungen des Blutzuckers, die auch unabhängig von einer Diabetes auftreten können. Bei Hypoglykämien bei Nicht-Diabetikern sprechen Fachleute oft von einer Vorstufe des Diabetes.

Da Unterzuckerungen bei Nicht-Diabetikern noch sehr unbekannt sind, wird diese Stoffwechselstörung des Zuckerstoffwechsels in der Praxis häufig nicht diagnostiziert, obwohl ihre Symptome nicht nur lästig, sondern durchaus auch gesundheitsschädlich sein können. So führt eine Hypoglykämie u. a. zu einem akuten Zuckermangel im Gehirn.

Während es in den USA mehrere gesundheitliche Einrichtungen gibt, die sich auf Hypoglykämie spezialisiert haben, ist das Thema Hypoglykämi in Deutschland noch extrem unbekannt und dementsprechend unterdiagnostiziert.

Die Ursachen einer Hypoglykämie sind vielfältig, denn sie kann durch das Ausfallen von Mahlzeiten entstehen, aber auch durch erhöhte körperliche Anstrengungen, eine zu kohlenhydratreiche Ernährung oder eine Fructoseintoleranz.

Die Symptome betreffen verschiedene Organsysteme und insbesondere den Gehirnbereich, so dass bestimmte Tätigkeiten nicht mehr möglich sind wie beispielsweise Autofahren oder das Bedienen von bestimmten Maschinen und Arbeitswerkzeugen. Die Beschwerden reichen unter anderen von Schwindel über Hungergefühl nach dem Essen, Heißhunger auf Süßigkeiten, Kopfschmerzen, Stimmungsschwankungen, Müdigkeit, Zittern bis zu Schwitzen mit kaltem Schweiß und Übelkeit. Bereits zehn Minuten nach der Aufnahme von Zucker verschwinden die Symptome in der Regel.

Unser Körper und vor allem unser Gehirn ist auf eine stetige Glukosezufuhr angewiesen, um seine Funktionen aufrechterhalten zu können.
Daher beeinflusst eine Unterzuckerung vor allen anderen Organen das Gehirn.

Während Hungerperioden versucht also das Gehirn, seinen Energiebedarf durch die Oxidation von Ketonen zu decken. Ketone sind Verbindungen, die in Hungerphasen oder bei Diäten vom Körper gebildet werden. Wird also eine Unterzuckerung durch den Körper festgestellt, reagiert der Körper mit einer erhöhten Adrenalinausschüttung, da eine Erhöhung des Adrenalinspiegels mit einer Erhöhung der Blutzuckerspiegels einhergeht. Der Puls erhöht sich, die Leber erhöht die Freisetzung von Glukose und die Produktion von Insulin wird gedrosselt.

Normalerweise reichen diese körpereigenen Maßnahmen aus, um einer Unterzuckerung vorzubeugen oder ihr entgegen zu steuern.

Zudem kommt es zu einem Hungergefühl. Der Blutzuckerspiegel kann dann leicht mit etwas zuckerhaltiger Nahrung in den Normalbereich zurückgeführt werden.

Um den immer wieder auftretenden Unterzuckerungsphasen entgegenzutreten, ist es hilfreich, die Ernährung umzustellen. So sollten anstatt weniger großer Mahlzeiten lieber sechs kleine Mahlzeiten gegessen werden, um zu große Blutzuckerschwankungen zu verhindern. Dabei sollte die Nahrung möglichst aus komplexen Kohlenhydraten bestehen wie beispielsweise Kartoffeln und Vollkornprodukten. Dies jedoch kann bei einer extremen Fructoseintoleranz zu Problemen führen, da diese Lebensmittel oftmals nicht vertragen werden. Hier gilt es, die eigenen Toleranzgrenzen und verträglichen Nahrungsmittel für sich herauszufinden, indem man mit kleinen Verzehrmengen beginnt.

Während es einige Hypoglykämie unterstützende Lebensmittel gibt, sollte man andererseits auch die Nahrungsmittel kennen, die eine Hypoglykämie verstärken können. Hierzu zählt insbesondere Koffein, aber auch Alkohol, Tein (in vielen Teesorten) und isolierte Kohlenhydrate wie Zucker sollten vermieden werden. Verzichten Sie darüber hinaus auch auf Lebensmittel mit einem hohen glykämischen Index wie beispielsweise Pommes Frites, Kartoffelchips und Traubenzucker. So tragen Sie dazu bei, dass der Blutzuckerspiegel gleichmäßiger verlaufen kann.

Unterzuckerungsphasen treten nicht nur tagsüber, sondern auch nachts auf. Diese entstehen aufgrund der langen nächtlichen Phase, während der keine Nahrungsaufnahme erfolgt und der Blutzuckerspiegel folglich absinken kann. Ein häufiges Symptom einer nächtlichen Hypoglykämie sind Schweißausbrüche, die einen plötzlich aus dem Schlaf reißen.

Um dieses Problem zu vermeiden, ist es sehr hilfreich, kurz vorm Zubettgehen noch einen kleinen Snack zu sich zu nehmen. Sinnvollerweise sollte dieser aus Kohlenhydraten und etwas Fett bestehen. Die Betonung liegt an dieser Stelle ganz klar auf „Snack", denn eine zu große Mahlzeit würde Ihnen ebenfalls die Nachtruhe rauben, weil die Mahlzeit aufgrund der Ruhephase der Verdauungsorgane wie Blei im Magen liegen würde.

Wird bei einer Fructoseintoleranz keine fructosearme Ernährungsweise durchgeführt, besteht die große Gefahr, langfristig eine Insulinresistenz zu entwickeln, weil sich der Glukosegehalt im Blut ansammelt. So kann aus dem „Vor-Diabetes' schließlich ein „Altersdiabetes' entstehen.

Sorbitintoleranz

Eine Fructoseintoleranz geht bei vielen Betroffenen immer mit einer Sorbitintoleranz einher.

Dies bedeutet leider einen zusätzlichen Verzicht auf ein weiteres Süßungsmittel, nämlich Sorbit. Aber dafür befreit man sich auch von diversen Beschwerden, wenn man sich auch an diesen Verzicht hält. Die auftretenden Symptome sind denen der Fructoseintoleranz sehr ähnlich und betreffen hauptsächlich den Magen-Darmtrakt mit Blähungen, Bauchschmerzen, Darmkoliken, Durchfall und Fettstuhl. Aber auch Depressionen und Übelkeit können ein Hinweis auf die Unverträglichkeit von Sorbit sein.

Eine Sorbitintoleranz muss nicht zwangsläufig nur in Kombination mit einer Fructoseintoleranz auftreten, sondern kann auch als einzelne Intoleranz entstehen. Aber auch Kombinationen mit anderen Kohlenhydratintoleranzen wie z. B. einer Laktoseintoleranz sind möglich.

Wie bei der Fructoseintoleranz, so können auch bei dem Sorbitverzehr die Symptome sofort oder auch bis zu 48 Stunden später auftreten.

Sorbit wird häufig als Zuckeraustauschstoff verwendet, wenn es um als ‚zuckerfrei' und ‚kalorienreduziert' gekennzeichnete Süßigkeiten wie Light- und Diabetikerprodukte geht. Da für den Sorbitabbau im Körper kein Insulin benötigt wird, gilt Sorbit als eines der bevorzugten Süßungsmittel für Diabetiker. Doch gibt es mittlerweile einige Stimmen von Diabetikexperten, die auch bei Diabetikern eine deutliche Sorbitreduzierung empfehlen.

Einige Obst- und Gemüsesorten enthalten von Natur aus Sorbit. Hierzu zählen insbesondere Rosinen, Trockenobst, Kirschen, Birnen, Äpfel, Pfirsiche, Pflaumen, Artischocken, Trauben, Zwiebeln, Nüsse, Erdbeeren, Himbeeren und Aprikosen. Da hier das Sorbit nicht industriell zugefügt wird, sind diese Lebensmittel nicht mit dem Hinweis gekennzeichnet, dass sie Sorbit enthalten. Dies trifft auch auf Obst- und Gemüsesäfte und weitere Produkte mit sorbithaltigem Obst und Gemüse zu wie z. B. Marmelade und Wein.

Es gibt auch einige Obstsorten, die Xylit enthalten und auch als unverträglich gelten wie u. a. Heidelbeeren.
Zu den industriell hergestellten Lebensmitteln mit einem hohen Sorbitanteil zählen die meisten Biersorten, aber auch Kaugummis und Süßigkeiten, die häufig die Bezeichnung ‚zuckerfrei' tragen.

Darüber hinaus enthalten auch Kosmetikartikel und insbesondere Zahnpflegemittel wie Zahnpasta aufgrund eines angenehmeren Geschmacks Sorbit.

Sorbit findet man aber auch in zahlreichen Medikamenten, parenteralen Infusionen und Nahrungsergänzungsmitteln. Achten Sie bei Ihrer Medikation also unbedingt auf die Inhaltsstoffe, denn erfahrungsgemäß lauern gerade hier immer wieder unangenehme Überraschungen, weil man gerade mal nicht daran gedacht hat, das Kleingedruckte zu lesen oder der Hersteller mal eben seine Zusammensetzung verändert hat.

Da Sorbit nicht nur als Süßstoff verwendet wird, sondern auch als Feuchthaltemittel eingesetzt werden kann, enthalten auch Lebensmittel Sorbit, bei denen man es auf den ersten Blick nicht erwarten würde. Hierzu gehören beispielsweise Fertigprodukte, Toast, Mayonnaisen und Biskuitteig.

Bei der industriellen Sorbitherstellung verwendet man Mais- und Weizenstärke. Sorbit wird von einigen Herstellern auch als Sorbitol, Hexanhexaol oder Glucitol bezeichnet. Lebensmittel, die mit Sorbit angereichert werden, tragen die Kennzeichnung E 420.

Auch folgende E-Nummern sollten gemieden werden:

E 200 – Sorbinsäure

E 201 – Natriumsorbat

E 203 – Calciumsorbat

E 432 – Polysorbat 20

E 433 – Polysorbat 80

E 434 – Polysorbat 40

E 435 – Polysorbat 60

E 436 – Polysorbat 65

E 491 – Sorbitanmonostearat

E 492 – Sorbitantristaerat

E 493 – Sorbitanmonolaurat

E 494 – Sorbitanmono-oleat

E 495 – Sorbitanmonoplamitat

E 951 – Aspartam

E 953 – Isomalt

E 965 – Maltit

E 966 – Lactit

E 967 – Xylit bzw. Xylitol

In den meisten Lebensmitteln darf Sorbit in beliebiger Menge eingesetzt werden.

Sorbit ist ab einer individuell festgelegten Menge, meistens jedoch ab einer täglichen Menge von 20 g auch für gesunde Personen unverträglich, so dass diese häufig mit plötzlichem Durchfall, Bauchschmerzen und Blähungen reagieren. Da bekannt ist, dass Sorbit abführend wirkt, müssen Lebensmittel mit einem Anteil von mehr als 10 Prozent Sorbit mit dem Hinweis gekennzeichnet sein: ‚kann bei übermäßigem Verzehr abführend wirken.'

Da bei einer Sorbitunverträglichkeit schon kleinste Mengen zu Beschwerden führen können, sollte auf sorbithaltige Lebensmittel komplett verzichtet werden. Denn Sorbit als auch Mannit und Xylit blockieren das Fructose-Transportsystem im Darm.

Häufig sind bei einer Sorbitintoleranz auch Ballaststoffe wie Stachyose und Verbascose unverträglich. Diese sind in Erdnüssen, Hülsenfrüchten, Bohnen, Linsen und Kohlgemüse enthalten, was den Ernährungsplan leider noch zusätzlich einschränkt.

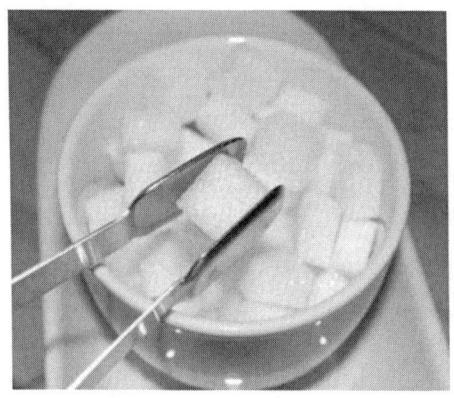

Zuckerarten

Zucker ist nicht gleich Zucker und nicht überall, wo Zucker drauf steht, ist tatsächlich Zucker drin. Umgekehrt ist nicht alles zuckerfrei, was als ‚zuckerfrei' deklariert wird. Also hier nun den Überblick zu bekommen, ist tatsächlich nicht einfach und bedarf einiger Übung.

Wer sich aufgrund einer Zuckerunverträglichkeit mit verschiedenen Zuckerarten auseinandersetzen muss, um einen verträglichen Speiseplan aufstellen zu können, verliert sehr schnell den Überblick.

Deswegen gehört es zu der wichtigsten Hausaufgabe eines jeden Fructoseintoleranz-Betroffenen, die Bezeichnungen der verschiedenen Zuckerarten zu lernen, um beim Einkauf gewappnet zu sein.

‚Zuckerfreie' und ‚zuckerarme' Lebensmittel dürfen nicht mehr als 0,5 g Zucker pro 100 g Lebensmittel enthalten. Aber das bedeutet nicht automatisch, dass diese Produkte bei einer Fructoseintoleranz verträglich sind. Meistens enthalten gerade die als ‚zuckerfrei' oder ‚zuckerarm' gekennzeichneten Lebensmittel Zuckeraustauschstoffe wie beispielsweise Sorbitol. Diese sind bei einer FM allerdings dringend zu meiden.

In der folgenden Aufstellung sind die bei einer Fructoseintoleranz verträglichen Zuckerarten **grün**, die nichtverträglichen **rot** und die individuell verträglichen **blau** gekennzeichnet.

Die Empfehlungen beziehen sich hauptsächlich auf die erworbene Fructoseintoleranz. Wenn Zuckerarten bei der hereditären Fructoseintoleranz möglich sind, ist dies jeweils ausdrücklich erwähnt.

Acesulfam K

Acesulfam K ist ein Süßstoff mit einer Süßkraft, die 200 mal stärker als Haushaltszucker ist. Da er fast kalorienfrei ist, wird er gern für Abnehmprodukte verwendet. Er ist hitzestabil und somit zum Backen und Kochen geeignet. In hohen Dosierungen vermindert sich die Süßkraft und ein metallischer Beigeschmack stellt sich ein.

Aspartam

Hinter der E-Nummer E951 verbirgt sich dieser weit verbreitete Süßstoff. Er ist 200 mal stärker als Haushaltszucker und ist zum Backen und Kochen nicht geeignet, weil es bei Temperaturen ab 200 Grad Celsius zerfällt. Lesen Sie auch die Informationen über Aspartam im Kapitel ‚Zucker und Zuckeraustauschstoffe – ungesund auch für Gesunde.

Basterdzucker

Dieser feuchte und inverthaltige kristalline Zucker wird zur Herstellung von Backwaren verwendet.

Brauner Zucker

Bei diesem Zucker scheint einer der größten Irrtümer vorzuliegen. Um sich gesünder zu ernähren, wird der weiße Haushaltszucker gerne gegen diese angeblich viel gesündere Variante, den braunen Zucker, ausgetauscht. Dabei ist brauner Zucker nicht gesünder als normaler Haushaltszucker.
Brauner Zucker entsteht bei der Herstellung von Zucker als Zwischenprodukt, bei dem in der Herstellungsphase die letzte Reinigungsstufe ausgelassen wird. So haftet an ihm brauner Sirup, der dem Zucker die Farbe und die klebrige Konsistenz verleiht.

Cyclamat

Der Süßstoff Cyclamat ist bis zu 70 mal stärker als Haushaltszucker und ist aufgrund der Hitzestabilität zum Backen und Kochen geeignet. Cyclamat wird mit der E-Nummer E 952 gekennzeichnet und ist in den USA grundsätzlich, in der EU nur in Bonbons und Kaugummi verboten. Bei Tierversuchen wurde festgestellt, dass Cyclamat zu Zellveränderungen und Blasenkrebs führen kann.

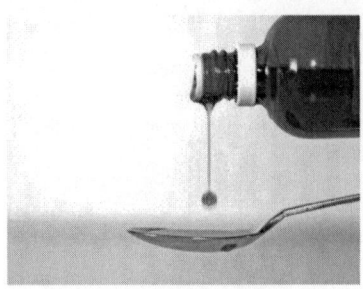

Dextrose

siehe Traubenzucker

Dinkelsirup

Dinkelsirup ist noch relativ unbekannt und wird nur von wenigen Spezialisten angeboten. Die lang- und mittelkettigen Kohlenhydrate werden nur sehr langsam vom Blut aufgenommen.

E-Nummern

Hinter den E-Nummern E 420 bis E 967 verbergen sich Süßungsmittel wie beispielsweise Aspartam, Saccharin, Cyclamat und Xylit. Auf diese Zuckeraustauschstoffe sollte unbedingt verzichtet werden.

Achten Sie beim Einkauf auf folgende Kennzeichnungen:

    E 420 = Sorbit

E 421 = Mannit

E 950 = Acesulfam K

E 951 = Aspartam

E 953 = Isomalt

E 952 = Cyclamat

E 954 = Saccharin

E 957 = Thaumatin

E 959 = Neohesperidin

E 965 = Maltit

E 966 = Laktit

E 967 = Xylit

Beachten Sie auch die Angaben im Kapitel ‚Sorbitintoleranz.

Fruchtzucker, Fructose, Fruktose, Lävulose

Fructose ist ein natürlicher Bestandteil von Früchten, Gemüse und Honig. Er wird als Einfachzucker (Monosaccharid) bezeichnet, der farb- und geruchlos und wasserlöslich ist. Fruchtzucker kommt in der Natur in fast allen Pflanzenarten vor und ist somit in den meisten Obst-, Gemüse- und Getreidesorten vorhanden. Auch in allen daraus hergestellten Nahrungsmitteln, wie Fruchtsäften und -gelees findet sich die Fructose.

Über den GLUT-5-Transporter wird Fructose im Darm resorbiert und in der Leber abgebaut. Fructose wird wesentlich langsamer im Blutkreislauf aufgenommen als schnell wirkende Zuckerarten wie z. B. der

Haushaltszucker und kann deshalb ideal als Süßstoff für Diabetiker-Diätprodukte verwendet werden.

Und da Fruchtzucker ein preiswerter Zusatzstoff ist, der zudem im Gegensatz zum Haushaltszucker aufgrund seiner reduzierten Kalorien über ein positives Image verfügt, wird dieser mittlerweile in einer Vielzahl von industriell hergestellten Nahrungsmitteln verwendet.

Fructooligosaccharide (FOS)

siehe Oligofructose

Galactose – erlaubt auch bei HFI

Galactose ist ein so genannter Schleimzucker und ist natürlicher Bestandteil des Milchzuckers.

Glukose, Glucose – erlaubt auch bei HFI

siehe Traubenzucker

Glukosesirup

Glukosesirup wird oft mit Fructose angereichert, um die Süßkraft zu intensivieren und wird wie Glukose aus Stärke hergestellt.

Er ist dann verträglich, wenn er fructosefrei ist. Und genau dies ist der ‚Knackpunkt', denn hinter Glukosesirup kann sich auch ein Sirup mit einem hohen Fructoseanteil verbergen. Bevor Sie Produkte mit Glukosesirup kaufen, erkundigen Sie sich also unbedingt nach der Zusammensetzung des verwendeten Glukosesirups. Wenn Sie keine zufriedenstellende Antwort erhalten, sollten Sie lieber auf den Kauf verzichten.

Haushaltszucker, Invertzucker, Saccharose, Sucrose, Kristallzucker, Rohrzucker

Der Haushaltszucker ist ein Zweifachzucker (Disaccharid) und wird mit verschiedenen Begriffen bezeichnet. Dabei handelt es sich aber immer um dieselbe Zuckerart.

Haushaltszucker wird aus der Zuckerrübe und dem Zuckerrohr hergestellt und besteht aus jeweils einem Molekül Glukose (Traubenzucker) und einem Molekül Fructose. So sind beispielsweise in einem Produkt mit 20 g Haushaltszucker 10 g Traubenzucker und 10 g Fructose enthalten.

Bei der Herstellung werden geschnetzelte Zuckerrüben mit heißem Wasser ausgelaugt. Der hieraus entstehende Saft wird anschließend mit Kalkmilch versetzt.

Viele, aber nicht alle Personen mit einer Fructoseintoleranz, vertragen aufgrund des ausgeglichenen Mengenverhältnisses von Glukose und Fructose nach der Karenzzeit Haushaltszucker in begrenzten Mengen. Achten Sie beim Einkauf auf einen möglichst niedrigen Saccharose-Gehalt oder gegebenenfalls auf einen Überschuss an Glukose.

Zu Beginn der Auslassdiät sollte Haushaltszucker strikt gemieden werden. Erst im späteren Verlauf kann Haushaltszucker vorsichtig in die Ernährung aufgenommen werden, um die Verträglichkeit und individuelle Toleranzgrenze zu testen.

Wichtig: Personen mit einer hereditären Fructoseintoleranz dürfen Haushaltszucker auch nicht in kleinsten Mengen verzehren – er ist für sie absolut tabu.

Honig

Honig ist ein Gemisch aus Fructose und Glukose und gilt als unverträglich bei Fructoseintoleranz. Honig wird zwar vielfach als ein Gesundheitselixier propagiert, aber bei genauerer Betrachtung muss man dies tatsächlich in Frage stellen. Oder wussten Sie, dass Honig einen Zuckergehalt von 80% besitzt?

Isomalt (E953)

Isomalt ist nur halb so süß wie Haushaltszucker und wird aus Rübenzucker gewonnen. Dabei bilden Traubenzucker und Fruchtzucker die Basis, aus der in einem zweistufigen Verfahren Isomalt entsteht. Da Isomalt in großen Mengen Sorbit enthält, ist es bei der Fructoseintoleranz unverträglich.

Auch bei Personen ohne Intoleranz führen hohe Dosierungen häufig zu Durchfall und Blähungen.

Inulin

Inulin ist ein Kohlenhydrat, das zu 90 Prozent aus Fructoseketten besteht. Inulin wird einigen Lebensmitteln zugefügt und wird mittlerweile häufig bei Darmpräparaten und vermeintlich gesundheitsfördernden Jogurts eingesetzt, die die Darmflora verbessern sollen. Die beiden bekanntesten inulinhaltigen Lebensmittel sind Knoblauch und Chicoree, aber auch Löwenzahn, Zwiebeln, Lauch und Artischocken enthalten Inulin.

Inulin rückt erst seit kurzer Zeit in den Fokus der Lebensmittelindustrie, denn derzeit wird von vielen Anhängern des Inulins gerne das Argument hochgehalten, dass es eine gute Nahrungsgrundlage für die gesunden Darmbakterien sein soll. Doch die Meinungen gehen diesbezüglich auseinander. Dabei gibt es auch Diskussionen, die davon ausgehen, dass sich nicht nur die guten Darmbakterien, sondern auch die schädlichen

Bakterien von Inulin ernähren und diese sich somit ebenfalls vermehren könnten.

Inulin durchwandert aufgrund seiner Zusammensetzung den Dünndarm und wird erst im Dickdarm von den dort ansässigen Darmbakterien aufgespalten, so dass die Fructose hier frei gesetzt wird.

Aufgrund des hohen Fructoseanteils ist Inulin bei Fructosemalabsorption (FM) und HFI unverträglich. Bei der FM sollten daher inulinhaltige Lebensmittel besonders in der anfänglichen Diätphase gemieden werden.

Da Inulin mittlerweile häufig in Jogurts und Müsliriegeln eingesetzt wird, sollte man vor dem Verzehr unbedingt das Kleingedruckte lesen.

Laktose, Milchzucker - erlaubt auch bei HFI

Milchzucker besteht aus Glucose und Galactose und ist in tierischen Milchprodukten enthalten. Wenn keine Laktoseintoleranz vorliegt, kann Laktose verzehrt werden.

Maltose, Malzzucker – erlaubt auch bei HFI

Maltose ist bei einer Fructoseintoleranz verträglich und besteht als Zweifachzucker aus zwei Glucosemolekülen. Malzzucker wird aus Malz hergestellt und ist geschmacklich weniger süß als Haushaltszucker.

Mannit (E 421)

Mannit hat vergleichbar viele Kalorien wie Haushaltszucker und verfügt über etwa 70 Prozent von dessen Süßkraft.

Mannit ist ein Zuckeraustauschstoff, der durch industrielle Herstellung entsteht und auch bei gesunden Personen schon in geringer Menge zu Blähungen und sogar Erbrechen führen kann. Er gilt für Diabetiker als eine verträgliche Zuckeralternative, aber bei FM und HFI ist Mannit zu meiden.

Zwar gibt es Meinungen, die die Verwendung von Mannit zulassen – dieser kann ich mich aufgrund eigener Erfahrungen jedoch nicht anschließen.

Milchzucker (Laktose)

Milchzucker ist Bestandteil von Milch und besteht aus Glukose und Galaktose. Milchzucker wird oft als Zusatzstoff für Nahrungsmittel und Medikamente verwendet.

Oligofructose (FOS)

FOS steht für Fructo-Oligo-Saccharide und besteht aus bis zu zehn Fructosemolekülen. Es wird in einigen Lebensmitteln verwendet, aber genauso wie das Inulin, wird es in präbiotischen

Nahrungsergänzungsmitteln und Jogurts eingesetzt. Denn auch Oligofructose soll eine gute Nahrungsgrundlage für die gesunden Darmbakterien sein, so dass die Darmflora mit diesen Präparaten auf präbiotischer Basis aufgebaut werden kann.

Aber wie bei Inulin, so gehen auch bei der Oligofructose die Meinungen auseinander, weil sich auch schlechte Bakterien hiervon ernähren würden.

Aufgrund der Fructosemoleküle ist Oligofructose bei Fructose-Malabsorption und HFI absolut unverträglich.

Raffinose

Raffinose kommt in vielen Pflanzen vor und ist ein Dreifachzucker, bestehend aus Glactose, Glukose und Fructose. Er ist bekannt als ein Zucker, der nicht süß schmeckt, denn er verfügt nur über 22% der Süßkraft des Haushaltszuckers. Der Verzehr von Raffinose sollte sehr vorsichtig erfolgen und bei einer HFI gänzlich vermieden werden.

Auch gesunde Menschen können Raffinose nur in geringen Mengen verzehren. Denn auch bei ihnen kann Raffinose nur in geringen Mengen im Dünndarm aufgenommen werden, so dass diese in den Dickdarm gelangen und dort sehr schnell durch die anaeroben Mikroorganismen Blähungen entstehen können.

Reissirup

Reissirup ist fructosefrei und gilt als verträglich bei einer Fructoseintoleranz. Er eignet sich als Brotaufstrich, zum Verfeinern und Backen, ist glutenfrei und geschmacksneutral. Die Süßungskraft ist etwas schwächer als beim Haushaltszucker, so dass in der Regel 1,5 mal so viel Reissirup genommen wird.

Im Gegensatz zu Traubenzucker erfolgt bei Reissirup kein plötzlicher Anstieg des Blutzuckerspiegels, so dass für einen ausgeglicheneren Zuckerstoffwechsel gesorgt werden kann und Heißhungerattacken vermieden werden können.

Auf Bestellung ist er in vielen Reformhäusern und Naturkostläden erhältlich, ansonsten ist er auch über spezialisierte Internetshops zu bekommen.

Saccharin (E 954)

Die Süßkraft von Saccharin ist 500 mal intensiver als Haushaltszucker. Saccharin ist hitzestabil und kann somit zum Kochen und Backen verwendet werden. In hohen Dosierungen entsteht ein bittermetallischer Beigeschmack.

Personen mit einer Fructoseintoleranz sollten auf Saccharin verzichten.

Sirup

Zu den Sirupsorten zählen u. a. Ahornsirup, Birnendicksaft und Rübensirup. Die meisten Sirupsorten sind fructosehaltig, so dass diese Kategorie als ‚nichtverträglich' gekennzeichnet ist. Im Vergleich zu herkömmlichem Haushaltszucker verfügen sie über einen vergleichsweise hohen Mineralstoffanteil und verfügen aus diesem Grund über ein positives Image.

Sorbit (E420)

Sorbit kommt von Natur aus in verschiedenen Obst- und Gemüsesorten vor, so dass diese aufgrund ihres vorhandenen Sorbitgehaltes unverträglich sind. Hierzu zählen insbesondere Kirschen, Zwiebeln, Artischocken und Äpfel.

Sorbit ist ein Zuckeralkohol und auch bekannt als kalorienarmer Zuckeraustauschstoff. Er wird im Körper in Fructose umgewandelt, so dass auch sorbithaltige Nahrungsmittel bei einer Fructoseintoleranz nicht vertragen werden. Sorbit wird auch aus bestimmten Zuckerersatzstoffen freigesetzt, z. B. Isomalt®.

Außerdem blockiert Sorbit die Aktivität des GLUT-5-Transporters, der für die Resorption von Fructose im Dünndarm entscheidend ist.

Sorbit wird oft in Kaugummi, Süßigkeiten, Softdrinks, Milchmixgetränken und Fertiggerichten verwendet. Aufgrund der extrem wenigen Kalorien im Vergleich zu Haushaltszucker wird Sorbit auch in so genannten Light Produkten, Diabetikerlebensmitteln, Diätjogurts, -konfitüren sowie -puddings sehr häufig als Zuckeraustauschstoff eingesetzt. Darüber hinaus ist Sorbit auch ein beliebter Zusatzstoff, um Lebensmittel länger haltbar zu machen wie z. B. bei Toastsorten.

Lesen Sie weitere Informationen im Kapitel ‚Sorbitintoleranz'.

Stachyose

Stachyose ist ein Tetrasaccharid und führt schnell zu Blähungen. Es gilt bei FM und HFI als unverträglich. Es kommt z. B. in Erbsen und Sojabohnen vor.

Stevia

Stevia ist eine Pflanze, deren getrocknete Blätter 10 bis 20 mal süßer als Zucker und trotzdem fast kalorienfrei sind. Neben Traubenzucker und Reissirup gehört Stevia zu den wichtigsten Süßungsmitteln, die bei einer Fructoseintoleranz in der Regel vertragen werden. Zu den Bestandteilen, die für die Süßkraft der Steviablätter zuständig sind, gehören acht Glykoside. Das wichtigste von ihnen ist das Steviosid und ist ca. 300 mal süßer als Zucker. Die Dosierung von Stevia sollte daher immer sehr sorgfältig erfolgen und lieber anfangs gering ausfallen, so dass man nachwürzen kann.

Der Geschmack der Stevia ist gewöhnungsbedürftig, so dass es durchaus einige Personen gibt, denen Stevia nicht wirklich schmeckt. Aber vielfach ist es auch ein Gewöhnungsprozess, bei dem man sich nach einer gewissen Zeit an den Geschmack anpasst. Je nach Intensität kann Stevia geschmacklich mitunter an Lakritz erinnern, aber dennoch ist es ein ganz eigener Geschmack.

Stevia stammt ursprünglich aus Paraguay und wurde aufgrund ihrer Süßungskraft schon vor vielen Jahrhunderten von den dort ansässigen Indianern als Süßungsmittel für Speisen und Tee verwendet. Aber auch für verschiedene medizinische Zwecke wie beispielsweise zur Wundheilung setzten sie Stevia ein.

Resultierend aus dieser langen Tradition wird Stevia in Südamerika auch heute noch als Süßungsmittel und Tonikum für verschiedene gesundheitliche Beschwerden angewandt. Hierzu gehört die Regulation des Blutzuckerspiegels bei Diabetikern, die Verdauungsförderung, Bekämpfung der Müdigkeit und Erschöpfung und auch äußerliche Anwendungen für Haut und Haar. Da man seit einiger Zeit weiß, dass Stevia antibakteriell wirkt, wird es zunehmend für die Mundhygiene verwendet und zwar in Form von Zahnpasta und Mundwasser.

Hauptsächlich wird Stevia jedoch als Süßstoff eingesetzt und zwar in vielen Ländern wie beispielsweise Japan, China und Südamerika. Obwohl Stevia in zahlreichen Ländern bedenkenlos als Süßungsmittel verwendet wird (in Japan gehört Stevia zu den häufigsten verwendeten Süßungsmitteln) ist es in der EU **nicht** im Sinne der geltenden

Gesetzgebung als Süßstoff zugelassen und darf als Lebensmittel nicht eingeführt werden.

In Deutschland ist Stevia nur als kosmetisches Produkt, Badezusatz oder Tierfutter, offiziell jedoch nicht als Lebensmittel erhältlich. Somit unterliegen die derzeit eingeführten Steviaprodukte nicht der Lebensmittelkontrolle. Es wird immer wieder diskutiert, dass die Schweiz als Nicht-EU-Mitgliedsland als eines der ersten europäischen Länder die Einfuhr von Stevia als Lebensmittel zulassen möchte.

Da sich die Rechtsgrundlage für Stevia im Wandel befindet, erkundigen Sie sich bitte nach den jeweils gerade gültigen Vorschriften.

Warum Stevia bis vor einigen Jahren innerhalb der EU problemlos als Lebensmittel erhältlich war und mittlerweile ein regelrechter Zickzackkurs gefahren wird, lässt viele Spekulationen zu. Es wirft Fragen auf, warum eine seit vielen Jahrhunderten traditionell eingesetzte Pflanze denselben Kontrollen unterworfen werden soll, wie es eigentlich nur bei genmanipulierten Nahrungsmitteln der Fall ist.

Diese Vorgehensweise wird umso unverständlicher, wenn man berücksichtigt, dass es viele hundert Studien gibt, die keine negativen Ergebnisse aufgrund von Steviaverzehr nachweisen konnten. Und selbst die WHO (Weltgesundheitsorganisation) hat 2008 Stevia als unbedenklich eingestuft.

Denn ganz das Gegenteil ist bei Stevia der Fall. Neben hochwertigen Inhaltsstoffen wie verschiedenen Mineralien ist Stevia dafür bekannt, dass es den Blutzuckerspiegel nicht rasant ansteigen lässt. So sehen diverse Mediziner in Stevia einen idealen Süßstoff für Diabetiker und bedauern es, dass er offiziell nicht zugelassen ist.

Aufgrund der derzeitigen rechtlichen Situation bezüglich Stevia lassen Sie mich die folgenden Ausführungen so formulieren:

Wenn man in einem Land lebt, in dem Stevia als Lebensmittel zugelassen ist, kann man entweder Stevia in Pulver- oder Flüssigform erwerben oder ganz bequem zu Hause auf der Fensterbank eine eigene Steviapflanze als Zimmerpflanze wachsen lassen. Die geernteten Blätter können anschließend als Teeblätter verwendet oder mit einem Mörser pulverisiert werden. Zum Backen und Kochen ist allerdings das industriell hergestellte Stevia in Pulver- oder Flüssigform praktischer zu verwenden, weil es sich besser in die Speisen einmengen lässt. Da das Steviapulver sehr fein wie Staub ist, lässt es sich fast genauso gut verteilen wie die Flüssigvariante.

Je nach Hersteller ist das Steviapulver weiß oder grün, aber der Geschmack ist der gleiche. Für welche Farbe man sich entscheidet, kann dann eher eine optische Frage sein, weil vielleicht nicht jede Mahlzeit so appetitlich aussieht, wenn sie durch das Steviapulver grünlich wird.

Grundsätzlich kann herkömmlicher Haushaltszucker in allen Rezepten gegen Stevia ausgetauscht werden. Dabei sollte die Dosierung aber immer sorgsam erfolgen, da aufgrund der intensiven Süßkraft und des deutlichen Eigengeschmacks Stevia nicht 1:1 wie Zucker eingesetzt werden kann. Aufgrund dieser Kombination des Eigengeschmacks und der intensiven Süße kann es passieren, dass Stevia den Geschmack einiger Speisen deutlich dominiert oder sogar bitter werden lässt.

Es ist daher zu empfehlen, Stevia zunächst vorsichtig zu dosieren und bei Bedarf lieber nachzuwürzen. Als Faustregel kann man sagen, dass 2 Tropfen Stevia etwa einem Teelöffel Zucker entsprechen.

Übrigens enthält Stevia wertvolle Mineralstoffe und Spurenelemente wie beispielsweise Eisen, Mangan, Zink, Calcium und Magnesium.

Traubenzucker, Glukose, Glucose, Dextrose – erlaubt auch bei HFI

Der hauptsächlich als Traubenzucker bekannte Zucker wird auch als Dextrose oder Glukose bezeichnet und gilt als eines der verträglichsten Süßungsmittel bei einer Fructoseintoleranz.

Da Traubenzucker in zu großen Mengen abführend wirken kann, muss die individuelle Verträglichkeitsgrenze durch eigenes Beobachten herausgefunden werden.

Traubenzucker kommt als natürlicher Zucker in vielen süßschmeckenden Obstsorten vor und wird industriell häufig aus Mais- oder Kartoffelstärke gewonnen. Durch Enzyme wird pflanzliche Stärke zu Glukose abgebaut. Der Traubenzucker ist chemisch so aufgebaut wie die im Blut vorkommende Glukose.

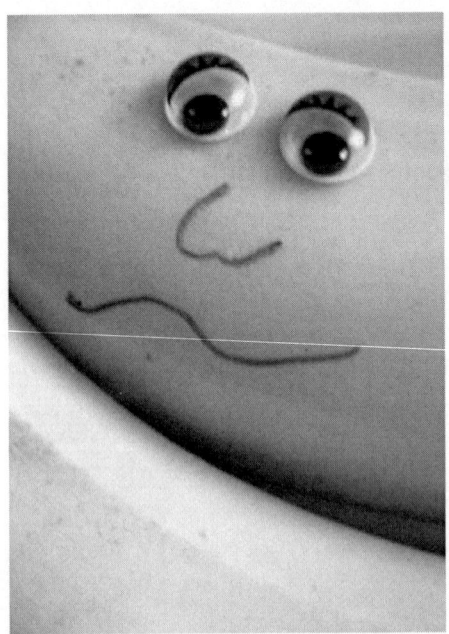

Da er einen intensiven Eigengeschmack besitzt, kommt das Süßen mit Traubenzucker nicht bei allen Gerichten in Frage.

Glukose geht sehr schnell ins Blut über, so dass der Blutzuckerspiegel sehr schnell ansteigt. Durch den extrem hohen glykämischen Index von Glukose können hypoglykämische Symptome begünstigt werden. Und da die Gefahr von möglichen Unterzuckerungen bei einer Fructoseintoleranz ohnehin deutlich erhöht ist, sollte man bei einer entsprechenden hypoglykämischen Neigung den Verzehr in Grenzen halten.

Interessanterweise verbessert der Verzehr von Traubenzucker sehr häufig die Verträglichkeit von Fruchtzucker. Somit sind Obst- und Gemüsesorten oft verträglich, die einen hohen Anteil an Traubenzucker haben wie beispielsweise Bananen. Lesen Sie hierzu das Kapitel ‚Symptomverbesserung durch Traubenzucker'.

Verbascose

Verbascose ist ein Vielfachzucker und kommt hauptsächlich in Hülsenfrüchten vor. Zusammen mit Stachyose kann er Blähungen produzieren.

Bei einer Fructoseintoleranz gilt diese Zuckerart als unverträglich.

Xylit (E 967)

Xylit wird aus Pflanzen gewonnen und ist ein Zuckeralkohol.

Die Süßkraft von Xylit entspricht etwa der des Haushaltszuckers, hat aber 40 % weniger Kalorien.

Xylit ist zwar zum Backen und Kochen geeignet, wird hierfür aber wenig eingesetzt. Häufiger findet man Xylit in Süßwaren mit der Kennzeichnung ‚zuckerfrei', sowie in Nahrungsergänzungsmitteln und Medikamenten. Da Xylit keine Karies und kein Plaque verursacht und somit als zahnfreundlich gilt, findet es häufig Verwendung in Kaugummis und Zahncremes.

Personen mit Fructoseintoleranz sollten Xylit meiden.

Zuckercouleur, Zuckerkulör

Hierbei handelt es sich um eine chemisch hergestellte Lebensmittelfarbe. Unter anderen werden Rübenzucker, Trauben- oder Invertzucker verwendet und mit Reaktionsbeschleunigern und starken Säuren verarbeitet.

Dabei entstehen bräunlich bis schwarze Farbstoffe, die als Lebensmittelfarbe Getränken wie Cola und Alkopops sowie Süßigkeiten, Wurst und Fertigsaucen zugeführt werden.

Es gibt verschiedene Sorten Zuckercouleur, die sich hinter den E-Nummern 150, 150a, 150b, 150c und 150d verbergen. Grundsätzlich sollen Zuckercouleur bei einer Fructoseintoleranz verträglich sein, aber aufgrund der chemischen Zusammensetzung zählt dieses Süßungsmittel sicherlich nicht als erste Wahl.

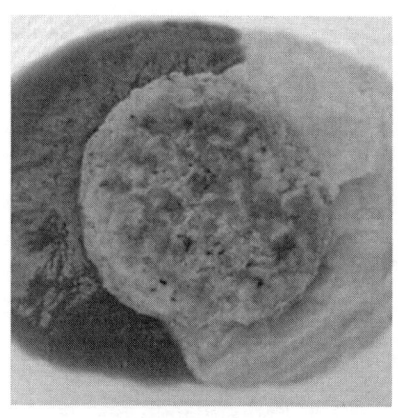

Versteckte Zuckerarten

Eine ganz besondere Gefahr bei einer Fructoseintoleranz liegt in den versteckten Zuckerarten, die in vielen Nahrungsmitteln enthalten sind. So sind beispielsweise fertige Dressings wie Salatsaucen, Tomatenketchup und Mayonnaise fast immer mit Süßungsmitteln angerichtet. Aber auch andere Fertiggerichte sind aufgrund der Vorliebe vieler Verbraucher mit süßenden Zusatzstoffen angereichert. Und da Fructose als ein sehr preisgünstiger Zusatzstoff in der Lebensmittelindustrie gilt, ist es äußerst schwierig, ‚sichere' fructosefreie Fertiggerichte zu finden.

Aber nicht nur in Lebensmitteln und Getränken sind Fructose bzw. Sorbit anzutreffen, sondern auch in diversen Medikamenten, Zahnpastas und Kosmetikartikeln.

Bei den Zahnpflegemitteln wird Fructose über die Schleimhäute aufgenommen und sollte daher bei einer Fructoseintoleranz gemieden werden. Achten Sie beim Einkauf also auf sorbitfreie Zahnpasta.

Besonders tückisch sind auch die sehr häufig in Medikamenten verwendeten Zuckeraustauschstoffe. Sie werden darin als Hilfs- und Trägerstoffe verwendet. Lesen Sie deshalb immer die Liste der Inhaltsstoffe durch, bevor Sie irrtümlich ein unverträgliches Präparat einnehmen, dieses womöglich für viel Geld erworben haben und schon nach kurzer Zeit in den Abfall werfen müssen.

Diabetikerprodukte sind aufgrund der besseren Verträglichkeit für Diabetiker übrigens meistens mit Fructose angereichert. Als FM-Betroffener sollte man sich als Faustregel daher merken: Finger weg von Diabetikerprodukten.

Gleiches gilt für Produkte, die mit dem Hinweis ‚zuckerfrei' gekennzeichnet sind. Sie sind fast immer mit Zuckeraustauschstoffen versehen, die jedoch bei einer Fructoseintoleranz nicht vertragen werden.

Vorsicht ist auch bei Gewürzextrakten angesagt, denn sie enthalten häufig Fructose, ohne, dass dies auf der Verpackung deklariert wird.

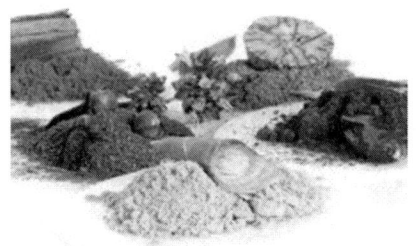

Zucker und Zuckeraustauschstoffe – ungesund auch für Gesunde

Bisher ist in diesem Buch eingehend die Unverträglichkeit von Fruchtzucker bei einer Fructoseintoleranz vorgestellt worden.

Ergänzend möchte ich an dieser Stelle aber auch darauf hinweisen, dass Fructose nicht nur bei einer Intoleranz zu reduzieren oder zu vermeiden ist, sondern auch gesunde Menschen gut beraten sind, ihren Zuckerkonsum deutlich einzuschränken.

Denn auch wenn sich viele Menschen ein Leben ohne augenscheinlich glücklich machende Süßstoffe nicht vorstellen können – Zucker ist auch für gesunde Menschen alles andere als gesund.

Meistens wird Zucker nur gemieden aufgrund der damit verbundenen überhöhten Kalorienzufuhr, so dass man sich aus Angst vor Gewichtszunahme beim Zuckerkonsum einschränkt.

Dabei ist der hohe Kaloriengehalt nur einer von vielen negativen Aspekten, den der Zucker mit sich bringt.

Warum das so ist, soll im folgenden Kapitel veranschaulicht werden. Und es wird Ihnen nicht nur die Augen öffnen, sondern auch wahrscheinlich eine Motivationshilfe sein, nicht nur aufgrund der Fructoseintoleranz die Finger von den süßen Dingen zu lassen.

Denn es wäre letztendlich kein gesundheitlicher Fortschritt, wenn Sie zwar aufgrund der Fructoseintoleranz auf Fruchtzucker verzichten würden und stattdessen auf mitunter noch ungesündere Zuckerersatzstoffe ausweichen würden.

Ich halte es für immens wichtig, Ihnen entsprechende Informationen mit auf den Weg zu geben. Denn eine kritische Beleuchtung der gesundheitsschädigenden Zuckeraustauschstoffe darf bei einer ehrlichen und gesundheitsorientierten Behandlung einer Fructoseintoleranz nicht fehlen.

Zucker gefährdet Ihre Gesundheit – dieser Zusatz müsste eigentlich auf jedem zuckerhaltigen Lebensmittel angebracht sein, berücksichtigt man ganz objektiv die gesundheitlichen Gefahren, die von diesem Süßungsmittel ausgehen.

Dabei geht es nicht nur um die Gefahr des Dickwerdens und Dickbleibens aufgrund der gewaltigen Kalorienbomben, die mit dem Zuckerkonsum zusammenhängen. Und es geht auch nicht nur um Karies, von dem jedes Kind schon weiß, dass dieser hauptsächlich durch Zucker entsteht.

Nein, die gesundheitlichen Risiken aufgrund eines regelmäßigen Zuckerverzehrs sind viel umfangreicher und reichen von Verhaltensstörungen, Akne, Depressionen, Magenschleimhautentzündungen, Arteriosklerose, Leberschäden, Verdauungsproblemen bis hin zu Nieren- und Gallensteinen, Erkrankungen der Nebennieren und Krebs.

Denn wie einst schon der bekannte Ernährungsexperte Dr. Max Otto Bruker propagierte, gilt Zucker als einer der Motoren bei der Krebsentwicklung. Nicht ohne Grund empfehlen einige Onkologen eine starke Reduzierung der Kohlenhydrate und vorrangig des Zuckers. Als Dr. Bruker seinerzeit in seiner Klinik praktizierte, entzog er seinen Patienten zu Beginn jeder Therapie jeglichen Zucker. Denn er vertrat die Meinung, dass ein Mensch sich noch so gesund ernähren könne, sich aber durch den Zuckerkonsum einer gesunden Basis entziehen würde.

Heute gibt es viele Ernährungsexperten, die Zucker als ‚das weiße Gift' bezeichnen, aber auch auf die ungesunden Zuckeraustauschstoffe hinweisen.

Der beliebteste aller Zucker, nämlich der Haushaltszucker, ist ein leerer Energieträger, der weder Ballaststoffe, noch Vitamine oder Mineralstoffe enthält, und außer dem angenehmen süßen Geschmack eigentlich nichts Positives vorzuweisen hat.

Zucker galt noch bis vor etwa 200 Jahren als ein absolutes Luxusgut, das nur wohlhabenden Menschen und besonders dem Adel vorenthalten war. Erst im Laufe der Industrialisierung wurde Zucker zunehmend zu einem Massenphänomen und mit ihr ging ein gewaltiger Anstieg der heute als Zivilisationserkrankungen bekannten Beschwerden einher.

Waren früher nämlich nur die zuckerkonsumierenden wohlhabenden Gesellschaftskreise von Krankheiten wie Rheuma, Gicht, Krebs und vielen anderen betroffen, so stieg der Anteil dieser Erkrankungen im 20. Jahrhundert geradezu explosionsartig an. Vielfach gilt diese dramatische Entwicklung zwar als nicht nachvollziehbar, aber bei genauerer Betrachtung lassen sich umweltbedingte Veränderungen durch die Industrialisierung, als auch die heutige Ernährungsweise mit ihrem intensivem Zuckerkonsum als (Mit-)auslöser identifizieren.

Der durchschnittliche Amerikaner verzehrt jährlich etwa 70 Kilo (!) Haushaltszucker, während zu Beginn des 20. Jahrhunderts lediglich durchschnittlich 2,5 Kilo pro Person verbraucht wurden. Dieses Verhältnis dürfte in europäischen Ländern vergleichbar hoch sein, da die amerikanische Ernährungsweise wie ein Heuschreckenschwarm über unseren Kontinent geflogen ist.

Und wie erst im März 2010 in einer großen deutschen Tageszeitung zu lesen war, hat in den vergangenen Jahren insbesondere der Konsum von süßen Getränken zu einem massiven Anstieg von Diabetes Typ 2 und Herz-Kreislauferkrankungen beigetragen. Demnach hatten Forscher einer kalifornischen Universität berechnet, dass aufgrund des enormen Konsumanstiegs von gesüßten Getränken allein in den USA 130.000

neue Diabetesfälle Typ 2 und 14.000 Herz-Kreislauferkrankungen innerhalb von nur 10 Jahren (1990 bis 2000) aufgetreten waren.

(Quelle: bild.de, 13.03.2010)

Da herkömmlicher Zucker vielfach nicht mehr den besten Ruf genießt und viele Personen unerwünschte Gewichtszunahmen fürchten, versuchen immer mehr Konsumenten, den Nebenwirkungen des Haushaltszuckers aus dem Weg zu gehen. Infolgedessen greifen viele Menschen mittlerweile zu den gesünderen Zuckeraustauschstoffen. Auch dies ist eine Entwicklung, die zuvor in Amerika stattfand und nun schon seit vielen Jahren in fast jedem europäischen Haushalt praktiziert wird.

Allen voran hat sich hier das Aspartam einen Namen gemacht, das auch als NutraSweet, Assugrin oder Canderel bezeichnet wird und 200 mal süßer als Haushaltszucker ist. Leider hat sich Aspartam im Laufe der Jahre ein allzu positives Image erarbeitet bzw. müsste man genauer sagen: Man hat wohl dafür gesorgt, dass dies so geschah.

Denn dass Aspartam alles andere als gesund ist, ist in einschlägigen Kreisen durchaus bekannt und wurde sogar durch die amerikanische Zulassungsbehörde für Lebensmittel und Medikamente veröffentlicht. Demnach sind nämlich fast 100 Symptome dokumentiert, die mit einem Aspartamverzehr in Verbindung stehen können wie beispielsweise Gewichtszunahme, Haarausfall, Schwindel und Chronische Müdigkeit. Da Aspartam in der Augennetzhaut zu Formaldehyd umgewandelt werden kann, führt der Aspartamverzehr sogar zu Erblindungen.

Bei in Italien durchgeführten Forschungen wurde ein erhöhtes Tumorrisiko bei Ratten festgestellt.

Mittlerweile steht Aspartam auch im Verdacht, das Golfsyndrom (mit-) verursacht zu haben, durch das viele Soldaten nach der Kriegsrückkehr schwer erkrankten. Man vermutet, dass ein zu hoher Konsum von Limonaden aus Getränkedosen zu den vielfältigen gesundheitlichen Problemen geführt hat. Demnach lagen die Limonadendosen zu lange in der Sonne, so dass durch die extreme Hitze das darin enthaltene Aspartam zerfiel. Das nun entstandene Formaldehyd in Kombination mit dem Methylalkohol machte möglicherweise die Limonade nun zu hochtoxischen Getränken.

Auch wenn dies die Aspartamhersteller nicht gerne hören – Experten gehen davon aus, dass Aspartam einer der gefährlichsten Zusatzstoffe ist, der jemals zugelassen wurde.

Im Übrigen stand Aspartam noch bis Mitte der 1970er Jahre auf einer CIA-Liste, um es als ein mögliches biochemisches Mittel im Kriegsfall einzusetzen. Denn ursprünglich wurde Aspartam nicht als Süßungsmittel entdeckt, sondern als ein Kampfmittel.

Mit dem Wissen, dass Zucker eine ernstzunehmende Bedrohung für die Gesundheit ist und demzufolge nicht nur von Personen mit einer Fructoseintoleranz gemieden werden sollte, fällt es Ihnen jetzt wahrscheinlich etwas leichter, auf den heiß geliebten Süßstoff zu verzichten. Und sollte Ihnen der Verzicht zu schwer fallen, lesen Sie nun das folgende Kapitel.

Zucker macht süchtig

Dass Zucker und auch Fruchtzucker abhängig machen, ist vielen Menschen gar nicht bewusst.

Der Grundstein für unseren geliebten Zuckerkonsum im Erwachsenenalter wird bereits im Mutterleib und später durch die Muttermilch gelegt. Denn verzehrt die Mutter bereits während der Schwangerschaft reichlich Zucker, so wird das Ungeborene schon an das Süße gewöhnt.

Und da im Säuglings- und Kindesalter die Welt voller Zuckerschleckereien steckt, Schokolade und Gummibärchen oft als Trostpflaster oder Belohnungsgeschenke herangezogen werden, wachsen die meisten Kinder in der heutigen Zeit in einer Welt vollgestopft mit süßen Dingen auf.

Der Grundstein für die Abhängigkeit von Zucker ist damit gelegt und nur mit großer Anstrengung wieder revidierbar.

Doch spätestens wenn man versucht, sich gänzlich ohne Zucker zu ernähren, merkt man, wie man dieser süßen Sucht verfallen ist. Für Suchtexperten ist längst klar, dass Zucker nichts anderes als eine Droge ist.

Ob jemand zuckerabhängig ist, lässt sich ganz einfach schon daran erkennen, ob man trotz aller guten Vorsätze nicht auf seine geliebten Süßigkeiten verzichten kann.

Vielleicht haben Sie es schon längst an sich selbst festgestellt, indem Sie mit dem Rauchen aufgehört haben und stattdessen die Finger nicht mehr von der Schokolade lassen konnten.

Auch bei Drogenabhängigen ist dieses Phänomen zu beobachten. Denn bei ihnen kommt es nicht selten vor, dass sie nach ihrer Entzugstherapie eine Suchtverlagerung vollziehen – weg von den Drogen und hin zur Ersatzdroge Zucker. Man könnte auch sagen ‚hin zur legalen Droge'.

‚Offiziell' gilt Zucker als Genussmittel. Doch weil der Verzehr von Zucker das Verlangen danach noch weiter erhöht statt befriedigt, weist Zucker eine deutliche Suchtkomponente auf. ‚Normale' Nahrungsmittel hingegen führen zu einer Sättigung und nicht zu einem Verlangen nach noch mehr.

Häufiger Zuckerkonsum führt zu Gehirnveränderungen, die fast vergleichbar mit Morphin-, Kokain- und Heroinabhängigkeit sind.

Hinzu kommt, dass durch Zucker der Dopaminspiegel ansteigt und damit für ein positives Wohlbefinden beim Konsumenten sorgt.

Vergleichbar mit einem Alkoholiker steigt mit der Zeit jedoch die individuelle Toleranzgrenze, so dass letztendlich immer mehr Zucker benötigt wird, um dieses positive Gefühl zu erreichen.

Und allein durch diesen Mechanismus kann der Teufelskreis der Zuckersucht beginnen.

Als besonders gefährdet für eine Zuckersucht gelten sehr gestresste Personen. Dies wird darauf zurückgeführt, dass Zucker aufgrund der Serotonin-Produktion beruhigend wirkt. Da Frauen von Natur aus einen niedrigeren Serotoninspiegel als Männer haben, sind sie gefährdeter als Männer. Dies erklärt auch die Beobachtung, die Sie womöglich selbst in Ihrem Umfeld gemacht haben, dass Männer deutlich seltener zu Schokolade, Torte und Gummibärchen greifen.

Wer jedoch von heute auf morgen seinen Zuckerkonsum reduziert, wird Gefahr laufen, Entzugserscheinungen zu bekommen, die u. a. mit Heißhungerattacken auf Süßigkeiten einhergehen. Dies wurde auch mehrfach in Tierexperimenten dargestellt, wo die teilnehmenden Tiere ängstlich wurden und mit den Zähnen klapperten.

Als sie wieder mit Zucker gefüttert wurden, fraßen sie schließlich noch größere Mengen als vor dem Zuckerentzug. Dieses Phänomen dürfte somit als ein wesentlicher Aspekt des bekannten Jojo-Effektes gesehen werden.

Ein Aspekt des Suchtmechanismus ist in dem rasanten Anstieg des Blutzuckerspiegels zu sehen. Weil ein zu hoher Blutzuckerspiegel lebensbedrohlich ist, gibt es körperliche ‚Schaltzentralen', die einen zu gravierenden Anstieg ausbremsen sollen.

In erster Linie ist hier die Bauchspeicheldrüse gefordert, indem sie bei Zuckerkonsum so viel Insulin wie möglich ausschüttet. Dies führt zwar zur einer starken Absenkung des Blutzuckerspiegels, aber leider auch rasch zu einem neuen Verlangen nach Zucker, um den soeben abgefallenen Blutzuckerspiegel wieder anzuheben. Auch über diesen Mechanismus wird somit ein Teufelskreis in Gang gesetzt.

Es ist davon auszugehen, dass noch weitere Komponenten zur Zuckersucht beitragen. Doch im Gegensatz zu bekannten Suchtmitteln wie Alkohol, Koffein, Nikotin und Drogen ist der Suchtmechanismus bei Zucker noch nicht vollends entschlüsselt. Dies mag an dem geringen industriellen Interesse liegen, denn schließlich gilt die Vermarktung von zuckerhaltigen Lebensmitteln als ein gigantisches Geschäftsfeld.

Wege aus der Zuckersucht

Sollten Sie feststellen, dass Sie tatsächlich vom Zucker abhängig sind, ist eine Ernährungsumstellung sehr hilfreich, die eiweißreich und kohlenhydratarm erfolgt.

Um keine Entzugserscheinungen und Heißhungerattacken auftreten zu lassen, kann man zunächst auf gesündere Zuckerarten umsteigen. Bei einer Fructoseintoleranz beschränken sich diese eigentlich nur auf Traubenzucker, Reissirup und Stevia. Im Laufe der Zeit kann man die Menge dieser gesünderen Süßungsmittel verringern und ggf. später sogar ganz ausschleichen.

Zucker raubt Vitalstoffe

Wer regelmäßig Zucker konsumiert, läuft Gefahr, einen Vitalstoffmangel zu bekommen. Dies betrifft insbesondere die B-Vitamine und Vitamin C, aber auch Zink, Mangan, Chrom, Niacin, Kalzium und Biotin.

Während gesunde Nahrungsmittel den Körper mit wertvollen Nährstoffen versorgen, erreicht der Zucker genau das Gegenteil – er entzieht sie dem Körper, weil sie für die Verstoffwechselung des Zuckers benötigt werden. Somit sollte bei einem hohen Zuckerkonsum für eine zusätzliche Vitalstoffversorgung in Form von Nahrungsergänzungsmitteln gesorgt werden.

Zucker macht schleichend krank

Ein intensiver Zuckerkonsum seit frühester Kindheit macht sich bis auf das Übergewicht in der Regel nicht sofort bemerkbar, sondern erst im Erwachsenenalter. Neben Diabetes ist es insbesondere die chronische Übersäuerung, die durch regelmäßigen Zuckerverzehr zu verschiedenen Zivilisationskrankheiten führt.

Zucker macht aggressiv

Bereits eine in den 1970er Jahren in Großbritannien durchgeführte Studie brachte es an den Tag: Wer als Kind intensiv Zucker konsumiert, entwickelt als Erwachsener ein höheres Aggressionspotential als zuckerabstinente Kinder.

Bei dieser Langzeitstudie wurde das Sozialverhalten von Personen im Alter von 34 Jahren untersucht. In diesem Zusammenhang wurden die Essgewohnheiten analysiert, die sie als 10-Jährige hatten.

Dabei wurde festgestellt, dass die Probanden mit einem intensiven Zuckerkonsum in der Kindheit im Erwachsenenalter deutlich gewalttätiger waren als die Teilnehmer, die als Kind deutlich weniger Zucker verzehrt hatten.

Der Einfluss des Zuckers auf das aggressive Verhalten kann auf die Gehirnveränderungen zurückzuführen sein, die durch Zuckerkonsum ausgelöst werden.

Fructose macht dick

Denn wie mehrere Studien am Mensch und an Mäusen zeigten, macht Fruchtzucker deutlich schneller dick als Haushaltszucker. So wurde auch in einer Studie des Deutschen Instituts für Ernährungsforschung festgestellt, dass bei den Versuchsmäusen ein Zusammenhang zwischen Fructosekonsum und Übergewicht existiert, ohne dass eine vermehrte Kalorienaufnahme erfolgte. Bei Mäusen stellte man sogar fest, dass durch den Fruchtzuckerverzehr trotz der reduzierten Kalorienzufuhr eine Gewichtszunahme erfolgte.

Mit dieser Studie erzielten die Wissenschaftler wichtige Erkenntnisse, die einen deutlichen Zusammenhang des weltweit dramatischen Anstiegs übergewichtiger Menschen und dem ebenfalls extrem angestiegenen Fructosekonsum ans Tageslicht brachten. Diese Entdeckung geht auch konform mit dem weltweit stark zugenommenen Konsum fructosehaltiger Erfrischungsgetränke und dem geradezu parallel angestiegene Anteil übergewichtiger Menschen.

So können diese Studien eine nachvollziehbare Erklärung für den enormen Anstieg übergewichtiger Personen in den USA bilden. Denn gerade hier hat sich der Verzehr von fructosehaltigem Maissirup innerhalb von nur 20 Jahren um mehr als 1.000 Prozent gesteigert. Dies hängt damit zusammen, dass immer mehr Hersteller dazu übergegangen sind, Kristallzucker durch Fruchtzucker aus Maissirup zu ersetzen, da dieser ein sehr preiswertes Süßungsmittel ist.

Mit dem Hintergrund dieser Fructoseforschungen ergibt sich für herkömmliche Limonaden somit ein wesentlich positiveres Bild. Denn man geht nun davon aus, dass fructosehaltige Getränke stärker am Aufbau von Fettpolstern beteiligt sind als Limonaden mit Haushaltszucker.

Man führt den Zusammenhang von Fructose und Gewichtszunahme einerseits darauf zurück, dass Fructose kein Sättigungsgefühl auslöst. Wer viel Obst isst, wird dies möglicherweise auch schon selbst beobachtet haben, indem er nach dem Obstverzehr ganz schnell wieder von einem extremen Hungergefühl eingeholt wurde. Andererseits wird der Fruchtzucker direkt in Körperfett umgewandelt, was neben dem stetigen Hungergefühl auch zu einer Gewichtszunahme führen kann.

Das durch den hohen Fructoseverzehr entstehende Körperfett macht sich besonders durch Bauchfett bemerkbar. Dies wird darauf zurückgeführt, dass die nahrungsregulierenden Hormone Insulin, Leptin und Ghrelin auf Fruchtzucker anders reagieren als auf andere Zuckerarten wie beispielsweise Haushaltszucker. Möglich ist auch, dass die Leber die Fructose anders verarbeitet als andere Zuckerarten.

Bei anderen Zuckarten - wie beispielsweise Glukose - wird hingegen ein Sättigungsgefühl erreicht. Denn nach dem Glukoseverzehr schüttet die Bauchspeicheldrüse Insulin aus, so dass das Gehirn ein Sättigungssignal erhält und man sich nach einer bestimmten Verzehrmenge automatisch satt fühlt.

So sind auch gesunde Menschen gut beraten, wenn sie auf extrem fructosehaltige Lebensmittel verzichten und ihren gesamten Fructosekonsum einschränken. Hierzu gehören insbesondere Trockenobst, Obstsäfte und Fruchtjogurts.

Diesen Lebensmitteln sind hingegen frisches Obst und Gemüse vorzuziehen, denn wider Erwarten beinhalten sie deutlich weniger Fructose als viele fructosehaltige Fertigprodukte.

Zucker schädigt die Darmflora

Was hat Zucker mit der Darmflora zu tun – werden Sie sich jetzt vermutlich fragen. Naturheilkundlich orientierte Therapeuten würden Ihnen an dieser Stelle einen ganzen Roman vorlesen, denn so immens wichtig ist es, diesen Zusammenhang zu kennen und im Sinne der eigenen Gesundheitsförderung auch zu beherzigen.

Der Darm wird durch die Ansiedelung von nützlichen Bakterien gesund gehalten. Diese sorgen für die Immunabwehr und bilden eine natürliche Schranke gegen die Ansiedelung und Vermehrung von unerwünschten Mikroorganismen wie beispielsweise Hefepilzen.

Da jeder Bakterienstamm eigene Aufgaben im Darm übernimmt, ist es wichtig, dass möglichst viele verschiedene gesunde Keime vorhanden sind. Sie alle leben in einer gut aufeinander abgestimmten Symbiose und bilden die Voraussetzung für eine umfassende Gesundheit.

Allerdings nehmen durch den heutigen Lebensstil, der geprägt ist durch viel Stress, denaturierte und **zuckerreiche Ernährung**, Umweltbelastungen, Abführmittel, Nikotin und Alkohol und unkontrollierte Antibiotika- und Cortisoneinnahmen die schädlichen Darmbakterien immer weiter zu.

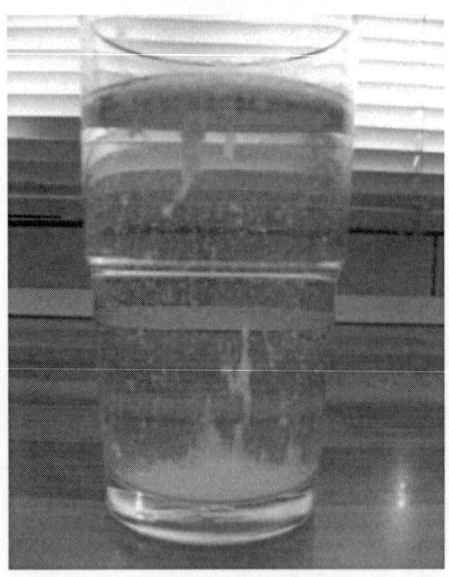

Speicheltest zur Feststellung einer Candidabelastung

Ein Darm mit einer gesunden und ausgeglichenen Darmflora gehört bei Erwachsenen schon fast zur Ausnahme. Die Folge ist das zunehmende Erlahmen des Immunsystems und ein vermehrtes Auftreten von Mykosen. Häufig entsteht die Dysbiose auch durch falsche Essgewohnheiten wie zu üppige Mahlzeiten, zu fetthaltig oder in falscher Zusammensetzung, weil zu schwer verdaubar.

Ist die Darmflora ins Ungleichgewicht (Dysbiose) gerutscht, ist es wichtig, das Gleichgewicht zwischen den Bakterien der Säuerungsflora und der Fäulnisflora wieder herzustellen. Der Verzicht auf Zucker ist für die Wiederherstellung einer gesunden Darmflora unbedingt anzuraten. Denn insbesondere durch den Zucker ernähren sich die schädlichen Darmbakterien, die letztendlich die gesunden Bakterien verdrängen und Tür und Tor für den Hefepilz Candida öffnen. Weitere Informationen erhalten Sie im Buch ‚Neue Energie ohne Candida', erhältlich bei: www.Leben-ohne-Candida.de

Ursachen der Fructoseintoleranz

Über die Ursachen der erworbenen Fructoseintoleranz wird nach derzeitigem wissenschaftlichen Stand noch sehr viel diskutiert.

Grundsätzlich kann jeder im Laufe seines Lebens eine Fructoseintoleranz entwickeln. Dabei spielen insbesondere die nachfolgenden Ursachen die größte Rolle.

- Pyrrolurie (HPU bzw. Kryptopyrrolurie)

- eine angeborene oder erworbene Störung des Fructosetransportsystems GLUT-5

- übermäßiger Verzehr von fructosehaltigen Lebensmitteln, insbesondere in Form von fructosehaltigem Sirup oder Fruchtsäften

- gestörte Darmflora, verursacht u. a. durch Antibiotika, Chemotherapie und Cortison

- bakterielle Überwucherung im Dünndarm

- Zöliakie

- eine zu schnelle Magenentleerung, bei der die Lebensmittel den Magen zu schnell verlassen und unverdaut in den Dünndarm gelangen

- Darminfektionen

- Umweltschadstoffe wie Schwermetalle (Blei, Quecksilber, Cadmium, Palladium etc.), die u. a. zu einer gestörten Darmflora einschließlich einer Candidabesiedlung und dem Leaky Gut Syndrom beitragen.

Im folgenden Kapitel wird der mögliche Zusammenhang von Umweltschadstoffen auf die Entstehung einer Fructoseintoleranz eingehender erläutert. Auch wenn Sie jetzt noch der Meinung sein sollten, dass dies bei Ihnen Schadstoffe bei Ihrer Fructoseintoleranz nicht relevant sind, empfehle ich Ihnen trotzdem das Lesen der folgenden Informationen.

Denn in zahlreichen Gesprächen mit Betroffenen habe ich immer und immer wieder die Feststellung gemacht, dass in sehr vielen Fällen Schadstoffe mit im Spiel waren. Lesen Sie daher nun das folgende Kapitel, um diese Zusammenhänge kennen zu lernen.

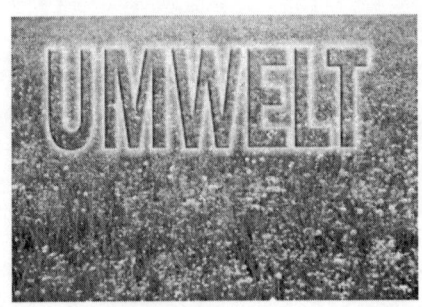

Umweltschadstoffe als eine Ursache der Fructose-Intoleranz

Umweltschadstoffe spielen bei vielen Erkrankungen eine wesentlich größere Rolle als vielfach bekannt ist.

So kann man unter umweltmedizinischen Gesichtspunkten auch bei einer Fructoseintoleranz davon ausgehen, dass Schwermetalle wie Quecksilber, Palladium, Cadmium, Nickel und Blei zu einer Entstehung beitragen oder diese sogar auslösen können. Aber auch weitere Umweltgifte wie Holzschutzmittel, Schimmelpilze, Pestizide, Autoabgase können die Entwicklung einer Fructoseintoleranz unterstützen.

Diese Umweltgifte siedeln sich in diversen Organen wie der Bauchspeicheldrüse und Darm an, aber z. B. auch in Knochen, dem Gehirn und Nervenzellen. Sie können den gesamten Stoffwechsel so stark beeinträchtigen, dass verschiedene Abläufe nicht mehr reibungslos vonstatten gehen.

Bei vielen Personen mit Nahrungsmittelintoleranzen wird immer wieder ein Zusammenhang mit Schwermetallen beobachtet. Schwermetalle wie Quecksilber, Palladium, Blei, Chrom, Cadmium und Nickel sind sehr häufig in den Verdauungsorganen anzutreffen.

Und fast immer ist es der Darm, den sie besonders gern mögen. Im Darm führt dies nicht nur zur Enzymblockade, sondern auch dazu, dass sich der Hefepilz Candida manifestiert. Dieser ist eine automatische Selbsthilfereaktion des Organismus, um diesen vor schlimmeren Schäden der Schwermetalle zu bewahren.

Dabei tragen nicht nur der Candida, sondern auch die Schwermetalle selbst zu einer Schädigung der Darmflora einschließlich der Darmschleimhaut bei.

Diese Zusammenhänge erklären, warum bei einer intensiv ausgeprägten Fructoseintoleranz auch ein Blick auf eine möglicherweise vorhandene Schwermetallbelastung geworfen werden sollte. Wird dieser Verdacht bestätigt, so ist für eine erfolgreiche Fructoseintoleranz-Therapie eine Schwermetallausleitung erforderlich.

Das Thema ‚Schwermetalle' wird leider in der täglichen Praxis immer noch sehr unzureichend berücksichtigt. Dabei liegt aber gerade in einer Schwermetallbelastung die Ursache für so viele augenscheinlich unerklärliche Symptome und Erkrankungen.

Auch an der extremen Zunahme von Nahrungsmittel-Unverträglichkeiten sind Schwermetalle nicht unbeteiligt. Bei einigen Intoleranzen liegt ein

Enzymmangel zugrunde, der dazu führt, dass bestimmte Lebensmittel nicht aufgespalten und ausreichend verdaut werden können.

Der Zusammenhang zwischen Schwermetallen und Nahrungsmittelintoleranzen wird darauf zurückgeführt, dass zahlreiche Enzyme in ihrer Funktion blockiert werden, wenn Schwermetalle im Körper im Übermaß vorhanden sind.

Auffallend ist, dass sich nach einer erfolgreichen Ausleitung der Umweltgifte oftmals die Intoleranzen zurückbilden und viele bislang unverträgliche Lebensmittel wieder vertragen werden. Dies gilt für die Fructose-Intoleranz genauso wie für andere Intoleranzen wie die Laktose-, Gluten- und Histamin-Intoleranz. Aber auch weitere Unverträglichkeiten, die durch einen IgG-Test diagnostiziert werden, können sich nach einer erfolgreichen Entgiftung deutlich zurückbilden.

Für die Betroffenen bedeutet dies oft ein Befreiungsschlag mit einer unvorstellbaren Verbesserung der gesamten Lebensqualität. Leider ist der Weg bis dahin meistens sehr lang und nicht in wenigen Monaten erledigt.

Therapiemöglichkeiten bei Fructoseintoleranz

Fructoseintoleranz gilt grundsätzlich als nicht heilbar, und es gab bis Oktober 2009 noch keine medikamentöse Lösung, um die Intoleranz zu lindern oder gar zu beseitigen.

Während es bei der Laktose- und Histaminintoleranz schon seit mehreren Jahren die Möglichkeit gibt, vor jeder Mahlzeit die jeweils fehlenden Enzyme einzunehmen, um Symptome erst gar nicht auftreten zu lassen oder sie zumindest abzumildern, gab es diese Therapievariante bei der Fructoseintoleranz bisher nicht.

Somit bestand bisweilen die einzige Therapiemöglichkeit aus dem kompletten Verzicht auf fructosehaltige Nahrungsmittel. Und auch für Personen, bei denen das neue Präparat mit dem Namen ‚Fructosin' nicht helfen kann, sind auch weiterhin auf den Fructoseverzicht angewiesen.

Wird die fructosereduzierte Diät konsequent eingehalten, kann eine Beschwerdefreiheit ohne große Einschränkungen der Lebensqualität erreicht werden. Dabei ist es wichtig, nicht nur die offensichtlich fructosehaltigen Lebensmittel wie Obst und einige Gemüsesorten zu meiden, sondern auch auf die versteckten Zucker zu achten.

Besonders zu Beginn der Therapie sollte Fructose strikt gemieden werden. Nach einer Karenzzeit von etwa 6 Wochen kann man erste Tests durchführen und pro Tag eine kleine Menge fruktosehaltiger Speisen ergänzen. Am besten ist es, wenn man pro Tag bei einer bestimmten Sorte bleibt. So lässt sich besser austesten, welches Nahrungsmittel verträglich ist. Machen sich Symptome bemerkbar, ist es hilfreich, die nächsten 2 bis 3 Tage wieder vollständig auf Fructose zu verzichten.

Da die individuelle Verträglichkeit und Toleranzgrenze sehr unterschiedlich ist, kann keine allgemeine Empfehlung für die maximale Menge gegeben werden. Wer ganz sicher gehen möchte oder schon auf kleinste Fructosemengen reagiert, ist gut beraten, die Karenzzeit auf bis zu einem Jahr auszudehnen. Das bietet dem mitunter seit vielen Jahren durch die Intoleranz geschädigten Darm eine wohltuende Erholungsphase.

Während bei der vererbten Fructoseintoleranz die individuelle Toleranz unter einem Gramm pro Tag liegt, kann bei einer milden Form der Fructosemalabsorption ein Toleranzwert in Höhe von 50 g pro Tag erreicht werden.

Es geht letztendlich darum, dass jeder für sich herausfinden muss, was er vertragen kann. In diesem Fall ist man selbst wirklich sein bester Arzt. Ernährungsberater können zwar sehr hilfreich zur Seite stehen, aber den eigenen Körper mit den entsprechenden Reaktionen auf unverträgliche Nahrungsmittel kennt man selbst am besten. Wer mit seiner Therapie erfolgreich sein möchte, muss unbedingt lernen, auf seinen Körper zu hören.

Entnehmen Sie dem Kapitel ‚Nahrungsmittel bei Fructoseintoleranz', was geeignet ist bzw. gemieden werden sollte. Da jeder FM-ler eine individuelle Toleranzgrenze hat, bis zu der er eine bestimmte

Fructosemenge vertragen kann, liegt es aber letztendlich immer an einem selbst, die jeweils verträglichen Lebensmittel herauszufinden.

Symptomverbesserung durch Traubenzucker

Wie bereits in dem Kapitel ‚Zuckerarten' erwähnt, kann der Verzehr von Traubenzucker sehr häufig die Verträglichkeit von Fruchtzucker verbessern.

Dies trifft zwar nicht auf alle Betroffenen zu, aber sehr viele können sich über diese Hilfestellung doch hin und wieder den Genuss von Fruchtzucker ermöglichen. Als Grundregel gilt ein Verhältnis von 1:1, das bedeutet, dass pro Gramm Traubenzucker ein Gramm Fructose verzehrt werden kann.

Möglich ist auch ein Verhältnis, bei dem mehr Traubenzucker als Fructose vorhanden ist. Dies bedeutet, dass Lebensmittel, bei denen der Traubenzuckeranteil höher als der Fructoseanteil ist, auch meistens sehr gut vertragen werden.

Durch den gleichzeitigen Verzehr von Fructose und Traubenzucker kann die Aufnahme der Fructose erleichtert werden, so dass man die ansonsten auftretenden Symptome vermeiden kann. Dies ist darauf zurückzuführen, dass jedes Traubenzuckermolekül einem Fruchtzuckermolekül die Resorption im Darm ermöglicht, und durch den Traubenzucker die Aktivität des GLUT 5-Transporters stimuliert wird. Dies bedeutet auch: Je höher der Glukoseanteil und je niedriger der

Fructoseanteil in den Lebensmitteln ist, desto besser kann die Fructose im Darm aufgenommen werden.

Da auch einige Obst- und Gemüsesorten von Natur aus über diese Kombination von einem ausgewogenen Verhältnis von Fructose und Traubenzucker verfügen, kann man ggf. also auch etwas Obst und Gemüse essen. Vorausgesetzt, der Körper reagiert ohne Beschwerden, wenn man die ausgewogene Kombination von Fructose und Traubenzucker verträgt. Zu den bekanntesten Obstsorten dieser Art gehören gut gereifte Bananen und Grapefruits.

Möchte man jedoch eine Obstsorte essen, die nicht über das natürlich vorhandene ausgewogene Traubenzucker–Fructose-Verhältnis verfügt, kann man vor dem Obstverzehr Traubenzucker essen.

Wie gesagt, diese Traubenzuckerlösung ist nicht für jeden Betroffenen möglich. Leider kursiert bei vielen Ernährungsberatern die Vorstellung, als sei dies das Allheilmittel bei einer Fructoseintoleranz. Es ist ratsam, dass jeder für sich selbst feststellen muss, ob diese Lösung für ihn möglich ist oder eben doch nicht.

Man sollte es mit dem Verzehr von Traubenzucker auch bei guter Verträglichkeit nicht übertreiben, denn bei zu viel Traubenzucker können auch wieder Symptome auftreten, weil die Energiebilanz des Körpers nicht mehr ausgeglichen ist.

Symptomvermeidung durch Fructosin®

Wie bereits erwähnt, gibt es seit Oktober 2009 endlich ein viel versprechendes Präparat, das auftretende Symptome bei Fructoseverzehr vermeiden kann.

Fructosin® wurde als Nahrungsergänzungsmittel in Österreich entwickelt und ist seit Ende 2009 auch in Deutschland über Apotheken und spezialisierte Internetshops erhältlich.

Das Präparat wird in Kapselform angeboten und soll vor jeder fructosehaltigen Mahlzeit eingenommen werden. Als empfohlene Verzehrsmenge gelten 2 Kapseln, wobei diese gegebenenfalls auch geöffnet werden können, um den Inhalt unzerkaut mit etwas Flüssigkeit einzunehmen.

Das in Fructosin® enthaltene Enzym heißt Xylose Isomerase (XI) und kann den Körper beim Abbau des Fructoseüberschusses unterstützen. Die Wirkungsweise besteht darin, dass sich die im Essen befindliche Fructose in Glukose umwandelt. Dies hat zur Folge, dass Fructose verträglicher wird.

Fructosin® macht sich den Effekt zunutze, dass viele FM-Betroffene fructosehaltige Mahlzeiten in Kombination mit Glukose besser vertragen können. So wie es aber auch einige Betroffene gibt, denen dieser ,Traubenzuckertrick' nicht hilft, gibt es dementsprechend auch Betroffene, denen Fructosin® ebenso wenig helfen wird.

Auch für Personen mit einer hereditären Fructoseintoleranz ist Fructosin® nicht geeignet.

Durch die Glukose stellt sich übrigens schneller ein Sättigungsgefühl ein als wenn der Umwandlungsprozess der Fructose nicht erfolgen würde. Außerdem steigt durch die Glukose der Blutzuckerspiegel an, so dass Diabetiker Fructosin® nicht einnehmen dürfen.

Erfreulicherweise wird Fructosin® ohne künstliche Aromen und Konservierungsstoffe hergestellt. Außerdem ist es histamin-, gluten- und laktosefrei, so dass Personen mit entsprechenden Nahrungsmittel-Intoleranzen Fructosin® auch vertragen sollten. Denn häufig tritt ja nicht nur eine Nahrungsmittelintoleranz auf, sondern verschiedene Kombinationen.

Fructosin® wurde von der Herstellerfirma bereits zum Patent angemeldet.

Zum jetzigen Zeitpunkt werden Doppelblindstudien durchgeführt, deren Ergebnisse anschließend in internationalen Veröffentlichungen nachlesbar sein sollen.

Letztendlich gilt Fructosin® als ein viel versprechendes Mittel, das für viele FM-ler eine spürbare Verbesserung der Lebensqualität bringen kann. Sei es durch einen wesentlich umfangreicheren und abwechslungsreicheren Speiseplan, aber auch durch die trotz vieler Vorsichtsmaßnahmen immer wieder auftretenden Diätfallen mit den damit folgenden gesundheitlichen Beschwerden.

FM-Betroffene, die schon jahrelang auf fructosehaltige Mahlzeiten verzichten, fühlen sich durch die Fructosin®-Einnahme wie in einem neuen Leben. Wer jahrelang auf sämtliche Erdbeeren, Apfelstrudel, Eiscremes und so vieles Leckeres mehr verzichtet hat, wird dieses neue Präparat tatsächlich wie ein Geschenk des Himmels empfinden.

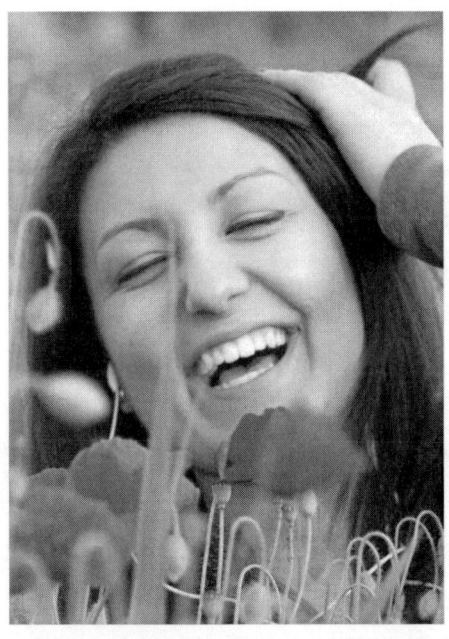

Der bisher größte Wermutstropfen von Fructosin® besteht darin, dass man sich den Verzehr fructosehaltiger Mahlzeiten sozusagen ‚teuer erkaufen' muss. Denn trotz einiger Preisunterschiede verschiedener Anbieter kostet eine Kapsel etwa einen Euro.

Da sich Krankenkassen mit dem Hinweis ‚es handelt sich nicht um ein Medikament, sondern um ein Nahrungsergänzungsmittel' bekannterweise gerne aus der Verantwortung ziehen, kann symptomfreier

Fruchtzuckerverzehr mit Hilfe von Fructosin® eine große finanzielle Belastung bedeuten.

Aufbau der Darmflora

Häufig geht eine Fructoseintoleranz mit einer gestörten Darmflora einher. Daher überprüfen Therapeuten meistens auch die Darmflora anhand einer Stuhlprobe in darauf spezialisierte Labore. Wird hierdurch festgestellt, dass im Darm zu wenige gesundheitsfördernde Bakterien vorhanden sind (z. B. Laktobazillen und Bifido) und schädliche Darmbewohner wie z. B.. Fäulnisbakterien, Candida und Parasiten überhand genommen haben, ist die Zuführung entsprechender Bakterien wichtig.

Eine gestörte Darmflora verschärft das Beschwerdebild der Fructoseintoleranz und kann aber auch die Entstehung der Fructoseintoleranz begünstigen. Nicht selten wird eine Fructoseintoleranz nämlich durch eine Antibiotika-Einnahme angestoßen, was zu einer Eliminierung der gesundheitsfördernden Bakterien führt und somit eine gestörte Darmflora entstehen lässt.

Durch den Verzehr von Fructose kann die Darmflora stark in Mitleidenschaft gezogen werden. Denn durch die nicht verträgliche Fructose entstehen häufig Blähungen mit Fuselalkoholen und Fäulnisbakterien, die die ‚guten Darmbakterien' verdrängen können.

Umgekehrt kann die Ausprägung der Fructoseintoleranz durch eine intakte Darmflora gemildert werden. Dies gilt besonders für Symptome, die sich durch Probleme des Verdauungstraktes äußern wie Durchfall, Bauchkoliken und Blähungen.

Bei einigen Personen hingegen kann eine umgekehrte Vorgehensweise angezeigt sein. Denn es gibt FM-Betroffene, bei denen die Fructose durch Darmbakterien zersetzt wird und eine Beschwerdelinderung durch die vorübergehende Einnahme von Antibiotika erreicht werden kann. Diese Therapievariante sollte jedoch gründlich überlegt sein, denn durch Antibiotika werden nicht nur schädliche, sondern auch nützliche Darmbakterien vernichtet. Dieser Therapie ist die Darmflora stabilisierende Variante unbedingt vorzuziehen.

Der Darm wird schließlich durch die Ansiedelung von nützlichen Bakterien gesund gehalten. Diese sorgen für die Immunabwehr und bilden eine natürliche Schranke gegen die Ansiedelung und Vermehrung von unerwünschten Mikroorganismen wie z. B. Hefepilzen. Da jeder Bakterienstamm eigene Aufgaben im Darm übernimmt, ist es wichtig, dass möglichst viele verschiedene gesunde Keime vorhanden sind. Sie alle leben in einer gut aufeinander abgestimmten Symbiose und bilden die Voraussetzung für eine umfassende Gesundheit.

Ist die Darmflora ins Ungleichgewicht (Dysbiose) gerutscht, ist es wichtig, ein ausgewogenes Verhältnis zwischen den Bakterien der Säuerungsflora und der Fäulnisflora wieder herzustellen.

Eine Darmflorastörung liegt meistens im Dünndarm vor, wo Milchsäurebakterien zu Hause sind. Die Dünndarmflora setzt sich überwiegend aus den so genannten Leitkeimen (Laktobakterien) Bifidobakterien und Laktobacillus zusammen. Sie sind nicht nur zahlenmäßig in der Mehrheit, sondern sind auch aufgrund ihrer besonderen Funktion im Darm von großer Bedeutung.

So unterstützen sie die Verdauung, indem sie die Darmtätigkeit und Darmbewegungen anregen, was zu einer besseren Assimilation der Nährstoffe führt. Davon profitiert auch die Darmschleimhaut, da sie wesentlich besser mit Nährstoffen versorgt wird.

Außerdem produziert die Darmflora Vitamin B12, essentielle Fettsäuren und Verdauungsenzyme. Diese Enzyme sind nicht nur für die reibungslosen Verdauungsabläufe erforderlich, sondern sind auch in der Lage, die Fäulnisbakterien in die Schranken zu weisen.

Somit sind Bifido-Bakterien und Laktobacillus die wichtigsten Gegenspieler der Kolibakterien und sorgen dafür, dass die Darmflora im Gleichgewicht bleibt. Ist die Bakterienflora des Darms in einem gesunden Zustand, spricht man von einer Eubiose. Als ideal gilt ein Verhältnis von 85% darmfreundliche Bakterien und 15% Fäulnisbakterien.

Aber auch im Dickdarm kann eine Fehlbesiedelung existieren, was allerdings von Therapeuten nicht immer berücksichtigt wird. Die Flora des Dickdarms besteht aus 10 verschiedenen Bakterienstämmen wie den Bakterien koli, proteus und faecalis.

Heutzutage verfügen nur die wenigsten Menschen über ein gesundes Darmklima. Die meisten leiden stattdessen unter einer Dysbiose, einer Störung der natürlichen Lebensgemeinschaft von Mensch und Mikroorganismen. Die Darmflora gilt dann als gestört, wenn die Hauptbakteriengruppen vermindert sind, und die körperfremden Bakterienarten überhandgenommen haben. Diese schädlichen Kolibakterien bilden während ihres Fäulnisstoffwechsels zahlreiche Giftstoffe wie z. B. die Eiweißzersetzungsprodukte Indikan und Skatol. Sind diese im Darm vorhanden, gelten sie als deutliche Hinweise auf eine Dysbakterie und Mykosen.

Für einen durchschlagenden Erfolg ist es maßgeblich, dass auch die unterhalb der Darmflora angesiedelte Darmschleimhaut therapiert wird. Meistens fehlen nämlich nicht nur die guten Darmbakterien, sondern die Darmschleimhaut ist durchlässig. Wird dieses so genannte Leaky Gut Syndrom nicht in die Therapie eingeschlossen, kann es sehr mühsam sein, die Fructoseintoleranz erfolgreich zu behandeln.

Weitere Informationen zu diesen Themen lesen Sie in dem Ebook ‚Leaky Gut Syndrom – der durchlässige Darm' und ‚Neue Lebensenergie ohne Candida', beide erhältlich bei www.Leaky-Gut-Syndrom.net bzw. auf www.Leben-ohne-Candida.de

Und noch ein guter Rat zum Schluss: vermeiden Sie bei Verstopfung, regelmäßig Abführmittel einzunehmen. Sie führen damit nicht nur wichtige Mineralien und Nährstoffe aus, sondern fördern die Darmträgheit und fügen der Darmflora schwere Schäden zu.

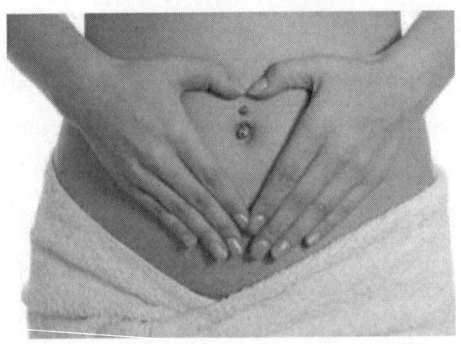

So bleibt Ihre Darmflora gesund

- Bewegen Sie sich täglich und möglichst an der frischen Luft.

- Meiden Sie Fast Food, Zucker, Alkohol und Weizenprodukte, und bevorzugen Sie Gemüse, Kartoffeln, Vollkornprodukte, saures Obst und Biofleisch.

- Verzichten Sie auf Lebensmittel, die Farbstoffe, Konservierungsstoffe, Emulgatoren und Aromen beinhalten.

- Ergänzen Sie Ihre Nahrung mit probiotischen und prebiotischen Lebensmitteln und Nahrungsergänzungsmitteln, die gesunde Darmbakterien einhalten wie Laktobazillen und Bifidobakterien.

- Verzichten Sie auf Nahrungsmittel, auf die Sie allergisch oder mit Intoleranzen reagieren.

- Trinken Sie täglich ca. 2 Liter Wasser ohne Kohlensäure

- Nehmen Sie Antibiotika und Cortisonpräparate nicht bei jeder Kleinigkeit, sondern wägen Sie Vor- und Nachteile gründlich ab.

- Wenn Sie es vertragen, trinken Sie morgens auf nüchternen Magen etwas Obstessig. Hierzu wird ein Esslöffel Obstessig in einem Glas Wasser aufgelöst und getrunken. Obstessig hilft, den pH-Wert im Darm niedrig zu halten – eine wichtige Voraussetzung für die darmfreundlichen Bakterien.

- Faserstoffe aus Gemüse putzen den Darm. Außerdem können nützliche Bakterien die Fasern nutzen, um eine schützende Schicht für die Darmwand zu produzieren.

- Essen Sie faserhaltige Nahrungsmittel nur in den für Sie verträglichen Mengen, da ansonsten Gär- und Fäulnisprozesse entstehen.

- Versorgen Sie Ihren Körper mit Eisen, denn bei einem Eisenmangel steigt das Risiko einer Pilzinfektion.

- Milchsäurebakterien stärken die darmfreundlichen Keime. Probiotischer und prebiotischer Jogurt enthält Milchsäurebakterien und unterstützt den Aufbau der Darmflora.

Beseitigen Sie Ihren Candida

Seit einigen Jahren wird dem Thema Pilzinfektionen zunehmend mehr Aufmerksamkeit gewidmet. Zwar streiten sich immer noch viele Gelehrte: Die eine Seite vertritt die Meinung, dass Pilze im Körper etwas ganz Normales sind, für Naturheilkundler hingegen ist das Vorhandensein dieser schädlichen Mitbewohner eine ernst zu nehmende Angelegenheit, die sehr häufig Krankheiten mitverursacht oder sogar gänzlich für sie verantwortlich sind.

Der am häufigsten vorkommende Pilz ist der Hefepilz Candida albicans.

Verschiedenste Beschwerden und Erkrankungen können mit einer Pilzbelastung zusammenhängen. Dabei sind Blähungen sehr oft das erste Signal, das Betroffene registrieren. Besonders nach zucker- und kohlenhydrathaltigen Nahrungsmitteln treten bei einem Candidabefall recht schnell Blähungen auf. Auch Erkrankungen wie Nahrungsmittelintoleranzen, Allergien, Asthma, Schuppenflechte, chronische Nebenhöhlenentzündung bis zu Magen-Darmerkrankungen wie Colitis ulcerosa und Morbus Crohn sind oft mit einem Candida vergesellschaftet.

Nicht an allem sind Pilze Schuld, aber die Bedeutung einer Pilzinfektion wird immer noch viel zu sehr unterschätzt. Die Betroffenen durchlaufen oft jahrelange Odysseen und suchen verzweifelt nach der Ursache ihrer Beschwerden.

Das Beschwerdebild bei einer Pilzinfektion kann sehr unterschiedlich ausfallen und hängt von der individuellen Konstitution ab. Meistens äußert sich der Pilzbefall durch Bauchbeschwerden wie krampfartigen Schmerzen, Völlegefühl, Blähungen und Wechsel von Durchfall und Verstopfung. Aber auch eine chronische Infektanfälligkeit, psychische Veränderungen wie Aggressivität bis zu Herzrhythmusstörungen, extreme Müdigkeit und Heißhunger auf zucker- und stärkehaltige Nahrungsmittel können ihre Ursache in Pilzen haben.

Sehr oft ist es gerade der immer wiederkehrende Heißhunger auf Süßigkeiten, der einen Verdacht auf eine Candidabelastung aufkommen lässt. Sollten Sie also immer wieder vergeblich versuchen, von den zuckerhaltigen Lebensmitteln los zu kommen, lassen Sie sich von Ihrem naturheilkundlich ausgerichteten Therapeuten auf eine Candidabelastung hin untersuchen.

Denn bleibt der Candida unbehandelt, wird es nicht möglich sein, die mit dem Candida einhergehende Darmflorastörung zu beseitigen. Und eine intakte Darmflora wiederum ist eine wichtige Voraussetzung, um die Ausprägung der Fructoseintoleranz zu mildern.

Bei einer Candidabelastung zeigen sich oft Störungen der Zink-, Eisen- und Vitamin C-Versorgung, denn Pilze benötigen diese Nährstoffe für ihren eigenen Stoffwechsel. Die Folgen können Haarausfall, Hautprobleme und brüchige Fingernägel sein.

Pilze sind auf die Existenz von organischem Kohlenstoff angewiesen, da sie nicht in der Lage sind, selbst Kohlenhydrate aufzubauen. Aus diesem

Grund ernähren sie sich am liebsten von Einfachzuckern wie Fruchtzucker und Traubenzucker. Werden sie damit ausreichend gefüttert, können sie sich in einer Stunde mehrmals verdoppeln.

Besonders einfach verwertbare Kohlenhydrate stecken für sie in folgenden Nahrungsmitteln:

Fruchtzucker, Traubenzucker, Honig, Süßigkeiten (!!) einschließlich Schokolade, Obst, Obstsäften, Alkohol, Marmelade, Reis, Rohr- und Rübenzucker, gesüßten Getränken wie Limonade und Cola.

Sie sehen, dass eine Anti-Pilz-Ernährung in vielen Bereichen der Ernährung einer Fructoseintoleranz entspricht.

Um einen Candidabefall zu überprüfen, können Sie einen einfachen Selbsttest unternehmen: verzichten Sie drei Tage lang auf sämtliche Kohlenhydrate und beobachten Sie ganz genau Ihren Körper und mögliche Reaktionen. Lassen die Bauchschmerzen nach? Haben Sie keine Blähungen mehr? Und auch der Heißhunger auf Süßigkeiten lässt nach? Verbessern sich Ihre Beschwerden deutlich, kann das ein sehr klarer Hinweis auf den Candida sein.

Beziehen Sie in den Kampf gegen die Pilze unbedingt auch die Mundhöhle und Speiseröhre mit ein. Alle Mühe, die Plagegeister loszuwerden, sind vergebens, wenn Sie die Mundhöhle als Pilzreservoir nicht mitbehandeln.

Wechseln Sie als erstes Ihre Zahnbürste! Planen Sie ggf. auch einen Zahnarztbesuch, der Ihren Zahnstein beseitigt, sowie die Zahnfleischtaschen reinigt und kariöse Zähne saniert. Wenn Sie eine Zahnprothese tragen, reinigen Sie diese gründlich.

Das beste natürliche antimykotische Mittel ist Knoblauch. Zerkleinern Sie morgens ein oder zwei Knoblauchzehen, mischen Sie diese mit zwei Esslöffeln Olivenöl und vier Esslöffeln Zitronensaft und füllen Sie alles zusammen mit Wasser in ein 200 ml-Glas. Dieses Getränk kostet ein bisschen Überwindung, und der Knoblauchgeruch bleibt Ihnen den ganzen Tag erhalten.

Erlaubt sind, falls keine Allergien oder Unverträglichkeiten bestehen:

Huhn, Fisch, Rindfleisch, Lamm, Gemüse, Gartenkräuter, Vollkornbrot in gemäßigtem Umfang, Spinat, Eier, Salat, Zitronen, Grapefruit (eine pro Tag)

Weitere Informationen zum Candida erhalten Sie in dem Ebook ‚Neue Energie ohne Candida – Wie Sie den lästigen Candidapilz endgültig los werden und Ihre Lebensfreude zurückbekommen'. Erhältlich auf www.Leben-ohne-Candida.de

Der Säure-Basen-Haushalt als Basis für die Gesundheit

Das Gleichgewicht von Säuren und Basen ist eine wichtige Voraussetzung für eine optimale Gesundheit. Erfahrungsgemäß ist aber gerade der Säure-Basen-Haushalt bei Personen mit einer Fructoseintoleranz nicht im Gleichgewicht, so dass viele von ihnen übersäuert sind. Dies führt zu einer weiteren Verschlechterung des Gesundheitszustandes.

Wenn man berücksichtigt, dass im Körper fast sämtliche Stoffwechselprozesse in einem neutralen bis basischen Bereich stattfinden, wird die lebenswichtige Bedeutung von einem ausgewogenen Säure-Basenverhältnis deutlich. Die Stoffwechselprozesse werden nämlich von Enzymen gesteuert, die extrem von einem basischen Milieu abhängig sind. Können jedoch die Enzyme aufgrund eines sauren Milieus ihre Funktionen nicht voll entfalten, so kann die Nahrung nicht verwertet werden, was zu einer fehlenden Bereitstellung von Energie führt. Aber auch Verdauungsstörungen wie Durchfall, Bauchschmerzen und Blähungen können aufgrund der fehlenden Enzyme entstehen.

Ursprünglich enthalten säurefördernde Nahrungsmittel nicht unbedingt Säuren, aber während des Verdauungsprozesses entstehen saure Substanzen. Das bedeutet, dass von Natur aus basische Produkte sauer verstoffwechselt werden können. Saure und basische Nahrungsmittel erkennt man nicht am Geschmack, also ob sie sauer schmecken oder nicht. Entscheidend ist vielmehr, ob sie im Körper säurebildend oder basenbildend sind.

Zu den sauren Lebensmitteln zählen alle tierischen Lebensmittel einschließlich Fisch, Geflügel und Wild, sowie Kaffee, Milcherzeugnisse einschließlich Käse, schwarzer Tee, Alkohol, Zucker, Kuchen, die meisten Getreidesorten und kohlensäureversetzte Getränke. Basenbildende Produkte hingegen bestehen hauptsächlich aus Obst und Gemüse, wobei Kartoffeln, Brokkoli, Zucchini, Blumenkohl, Karotten, Quinoa, Hirse und frische Kräuter die Grundlage bilden.

Um die Mineralstoffpuffer aufzufüllen und Säuren zu neutralisieren, sind pflanzliche Mineraldepots sehr wirksame Nahrungsergänzungsmittel. Auch in der Natur macht man sich die Fähigkeit von Mineralstoffen zunutze, denn um das Säure-Basenverhältnis von übersäuerten Böden wieder herzustellen, wird basischer Kalk eingesetzt.

Dass der Ausgleich des Säure-Basenhaushaltes die wichtigste Säule und Grundregulation für unsere Gesundheit darstellt, haben vor vielen Jahrzehnten bereits verschiedene führende Ernährungswissenschaftler festgestellt wie z. B. Dr. Maximilian Bircher-Brenner, F.X. Mayr und Friedrich Sander. Sie weisen entschieden auf den Ausgleich des Säure-Basenhaushaltes als Fundament unserer Gesundheit hin.

Da der Körper für seinen Stoffwechsel auch Säuren benötigt, wäre es nicht zu empfehlen, seine Nahrung ausschließlich auf basenbildende Produkte aufzubauen. Das optimale Verhältnis für ein ausgewogenes Gleichgewicht liegt bei 80 Prozent Basenprodukten und 20 Prozent Säureprodukten. Mit dieser gesunden Ernährung schenkt man seinem Körper die sinnvollste Grundlage, um gesundheitlich vorzubeugen.

Eine Übersäuerung (Azidose) äußert sich nicht immer erst in chronischen Erkrankungen, sondern macht durchaus auch schon vorher auf sich aufmerksam, wie zum Beispiel durch immer wiederkehrende Infekte wie Lippenherpes, Ekzeme, Entzündungen, Gelenkbeschwerden, Müdigkeit, häufige Neuralgien, Sodbrennen, brüchige Haare und Nägel.

Bezeichnend ist es dann, wenn all diese Beschwerden mit alternativen und konventionellen Methoden nicht zu einer durchgreifenden und anhaltenden Verbesserung therapiert werden konnten. Hierbei handelt es sich um Übersäuerungen in den betroffenen Gewebebezirken. So kann zum Beispiel ein schmerzendes Handgelenk auf eine örtliche Übersäuerung hinweisen.

Immer häufiger ist zu beobachten, dass Therapien nicht zu dem erhofften Segen führen, den man sich von seinem Arzt oder Heilpraktiker versprochen hat. Das schulmedizinische Studium kennt diese Form der Übersäuerung leider nicht. Hier ist nur die Blutazidose bekannt, die aber nichts mit der latenten Azidose gemeinsam hat. Da die Naturheilkunde Krankheiten nach ihrem Ursachenprinzip betrachtet und nicht den Anspruch erweckt, nur die Symptome zu beseitigen, gehen immer mehr naturheilkundlich orientiere Therapeuten dazu über, die Entsäuerung als Basis jeder erfolgreichen Therapie in Behandlungen einzubeziehen.

Gerade bei Personen, die schon mehrere Therapien erfolglos ausprobiert haben, die in einer therapeutischen Sackgasse angekommen sind oder sogar noch weitere Symptome hinzubekommen haben, sollten unbedingt auf eine latente oder gar chronische Übersäuerung hin untersucht werden. Die Bedeutung dieses Aspektes kann gar nicht groß genug herausgestellt werden. Der Säure-Basen-Haushalt bestimmt nämlich maßgeblich die körperchemischen Grundregulationen und Stoffwechselvorgänge.

Und erst wenn ein bestimmter pH-Wert vorhanden ist, können alle biologischen Abläufe reibungslos funktionieren.

Spätestens wenn Sie als therapieresistent eingeordnet werden, kann eine Ernährungsumstellung in Verbindung mit einer Entsäuerung segensreiche Wunder bewirken.

Erfahrungen zeigen immer wieder, dass man auf dieser Basis erfolgreich weitere Therapien aufbauen kann und homöopathische Anwendungen, Akupunktur, phytotherapeutische Maßnahmen und diverse weitere Behandlungen nach einer Entsäuerung wesentlich besser vom Körper angenommen werden als im Zustand der Übersäuerung.

Besonders bei chronischen Erkrankungen wie Nahrungsmittel-Intoleranzen, Allergien, Rheuma, Tinnitus, Gelenkschmerzen, Krebs, Arthrose, Migräne, wiederkehrenden Bandscheibenvorfällen, grauem Star – also im Prinzip allen heutigen Zivilisationserkrankungen – ist es sehr zu empfehlen, den Körper nicht nur mit basenbildenden Nahrungsmitteln zu versorgen, sondern die angesammelten Säuren in Form von Schlacken aus dem Körper auszuleiten.

Um die angesammelten Säuren aus dem Körper auszuschleusen, eignen sich insbesondere Entsäuerungsbäder als Vollbad oder Fußbad. Aber auch in einer Basenlauge getränkte Körperwickel und Strümpfe, die mitunter über Nacht getragen werden, wirken sehr effizient. Eine ganz hervorragende Unterstützung der Entsäuerung erreicht man schließlich durch regelmäßigen Saunieren in einer klassischen Sauna oder durch das Besuchen einer Infrarotkabine.

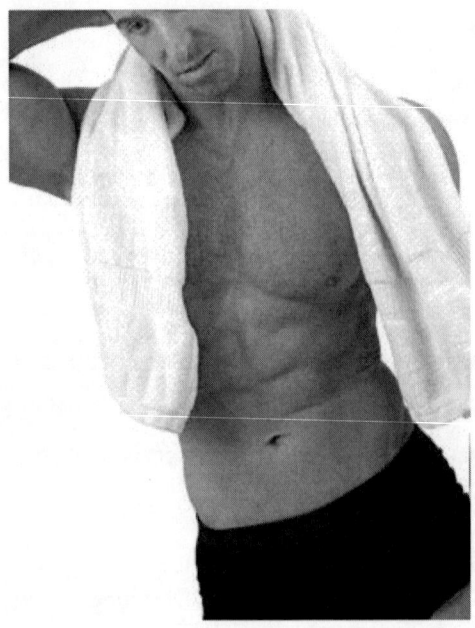

Neben den diversen äußeren Einflüssen, mit denen der Körper mit Säuren überfrachtet wird, bildet der Körper auch selbst ständig Säuren. Bei der Zellatmung entsteht Kohlensäure, weitere Säuren sind Aminosäuren, Fettsäuren und Ketonsäuren.

Und auch Blähungen produzieren schädliche Säuren, die den Körper zusätzlich belasten. Und gerade Blähungen gehören bei einer Fructoseintoleranz häufig zu den alltäglichen Problemen.

Weitere Informationen zum Säure-Basen-Haushalt erhalten Sie in dem Ebook ‚Trink Dich jung', erhältlich bei www.gesundheits-ebooks.de.

Mehr Therapieerfolg mit mehr Individualität

So individuell die Beschwerden bei einer Fructoseintoleranz sind, so individuell sollten auch die Therapiebestandteile gehandhabt werden.

Dies betrifft ganz besonders die individuelle Verträglichkeitsgrenze der täglich verzehrbaren Fructosemenge. Die gängige Faustregel besagt zwar, dass man täglich nicht mehr als 1 Gramm Fructose zu sich nehmen sollte, aber diese Empfehlung kann wirklich nur als Richtwert gesehen werden.

So kann es Personen geben, die von einer so starken Intoleranz betroffen sind, dass sie sogar nicht mal 1 Gramm täglich vertragen. Selbst eine einzige Erdbeere, ein Stückchen Apfel oder eine Weintraube können zu unerwünschten Nebenwirkungen führen. So kann es sein, dass man eine Viertel Papaya in gekochter Form verträgt, aber eine halbe Papaya wäre bereits zu viel.

Für manch einen Therapeuten und besonders für das Umfeld mag dies übertrieben anmuten, doch die Realität sieht leider so aus.

Andererseits gibt es viele Betroffene, die sich auch deutlich über der täglichen Menge von 1 Gramm bewegen können. Aber am häufigsten liegt die ‚Wahrheit' wohl in der Mitte, so dass viele Betroffene etwas über

1 Gramm vertragen, aber wesentlich größere Fructosemengen werden dann doch meistens nicht vertragen.

Die jeweilige verträgliche Grenze ist also äußerst individuell, die jeder für sich durch Austesten, Beobachten und am besten durch das Führen eines Tagebuches herausfinden muss. Und dabei geht es nicht nur um die jeweils verträgliche Menge, sondern auch um die verträglichen Lebensmittel.

Zu Beginn der Diät ist es ratsam, äußerst vorsichtig vorzugehen und sich auf sicher verträgliche Lebensmittel zu konzentrieren. Das bedeutet, man sollte in den ersten etwa 3 Wochen möglichst ganz auf fructosehaltige Lebensmittel verzichten, um den Körper zur Ruhe kommen zu lassen, und beschwerdefrei zu werden.

In Therapeutenkreisen kursieren vielfach Vorstellungen in der Form, dass nach nur wenigen Wochen andauernder Auslassdiät die Symptome deutlich reduziert werden und anschließend wieder deutlich mehr fructosehaltige Lebensmittel vertragen werden. Leider ist dem in der Regel nicht so. Zwar ist es richtig, dass nach etwa einem Jahr mit fructosearmer Diät wieder etwas größere Fructosemengen möglich sind, aber dennoch wird sich gerade bei Erwachsenen die Fructoseintoleranz in der Regel nur in kleinen Schritten reversibel zeigen.

Diät bei Fructoseintoleranz

Je jünger man bei der Diagnose der Fructoseintoleranz ist, desto besser sind die Perspektiven, im späteren Leben wieder mehr Fructose vertragen zu können.

Die besten Perspektiven haben Kleinkinder. Wird bei ihnen bereits im Frühstadium die Unverträglichkeit festgestellt, haben sie gute Chancen, immer größere Mengen zu vertragen und als Jugendliche ziemlich diätfrei leben zu können.

Bei Erwachsenen sind die bisherigen Erfahrungen jedoch nicht so viel versprechend. Häufig bessern sich zwar die Symptome, wenn über einen etwa zwölfmonatigen Zeitraum eine fructosearme Diät eingehalten wird. Aber es ist eher die Ausnahme, wenn man als Erwachsener irgendwann wieder komplett ohne Einschränkungen Fructose verzehren kann, ohne Beschwerden zu riskieren. So kann eine Fructoseintoleranz durchaus eine lebenslange Herausforderung bedeuten.

Da die individuelle Verträglichkeitsgrenze sehr unterschiedlich ist und es keine festen Vorgaben gibt, an die man sich sinnvollerweise halten sollte, bleibt nichts anderes übrig, als seine eigene Toleranzmenge herauszufinden. Grundsätzlich ist es ratsam, die Diät nicht strenger zu betreiben als wirklich nötig.

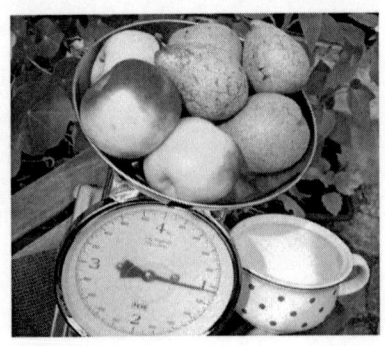

Nahrungsmittel

Bei einer Fructoseintoleranz ist das Meiden von fructosehaltigen Nahrungsmitteln derzeit immer noch die zuverlässigste Therapiemöglichkeit.

Erfreulicherweise gibt es zwar seit Oktober 2009 das vielversprechende Präparat Fructosin®, mit dem sich die Symptome mildern oder gar verhindern lassen, aber trotzdem ist für viele Betroffene das Meiden von Fruchtzucker immer noch die beste bzw. einzige Therapiemöglichkeit.

Denn sei es, dass bei ihnen Fructosin® nicht wirkt oder sei es, dass man sich Fructosin® finanziell einfach nicht leisten kann.

Die folgenden Tabellen sollen Ihnen dabei helfen, einen Überblick über verträgliche und zu vermeidende Lebensmittel zu erhalten.

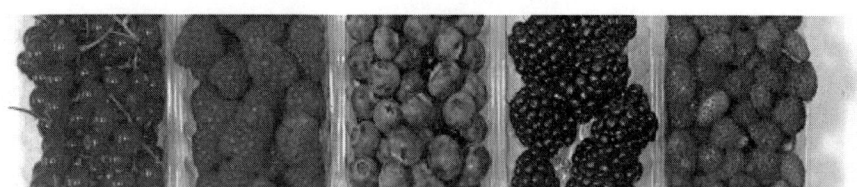

Backwaren/Getreide

verboten	erlaubt
Haferflocken	Mais (Verträglichkeit ist individuell verschieden)
Cornflakes	
Vollkornprodukte	Weizenmehl Typ 480, T405, T630, T812
Getreideflocken	
Backwaren mit Zucker (gilt auch für Brot)	Reiswaffeln (nicht aus Vollkorn)
	Reis (kein Vollkorn)
	Gries
	Hirse
	Buchweizen
	Quinoa
	Amaranth
	Brot auf Sauerteigbasis
	Toastbrot ohne Zucker

Fleisch/Fisch

verboten	erlaubt
Konserven mit Zuckerzusätzen	Frisches/r oder tiefgekühltes/r Fleisch bzw. Fisch ohne fertige Marinaden
Wurst mit Zuckerzusatz wie z. B. Salami	
Fertigsalate	Schinken

Fleisch/Fisch mit fertigen Marinaden	Wurst ohne Zucker (sehr selten erhältlich)

Milchprodukte

verboten	erlaubt
Fruchtjogurt	Buttermilch
Kondensmilch gesüßt	Sauermilch
Gesüßte Milchprodukte z. B. mit	Jogurt natur
Früchten, Milchreis	Quark natur
	Kefir
	Laktose
	Milch
	Käse ohne versteckte Zucker

Süßigkeiten

verboten	erlaubt
Marmelade	Reissirup
Honig	Stevia
Nutella	Traubenzucker (Glukose)
Süßigkeiten aller Art	
Diabetikerprodukte	Selbst hergestellte Süßwaren mit
Marzipan	Traubenzucker, Stevia oder
Fertigbackmischungen	Reissirup als Süßungsmittel
Ahornsirup	

Obst und Gemüse

Verboten	erlaubt
Alle Obst- und Gemüsesorten außer in der rechten Tabelle angegeben.	Kopfsalat
	Feldsalat
	Endivie
	Brokkoli in kleinen Mengen
	Blumenkohl in kleinen Mengen
	Zucchini in kleinen Mengen
	Spinat
	Radieschen
	Zitronen
	Rhabarber
	Kartoffeln in kleinen Mengen
	Papaya
	Rettich

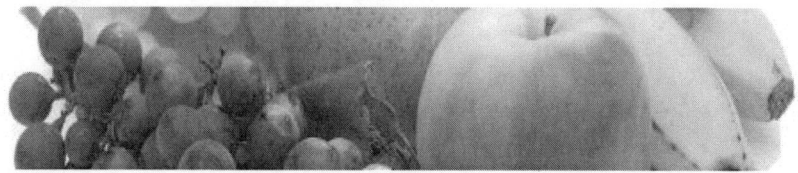

Getränke

verboten	erlaubt
Früchtetee	Kaffee
Bier	Tee außer Früchtetee
Wein	Wasser
Obstsäfte	Trockene Weine (ausprobieren)
Gemüsesäfte	

sonstiges	
verboten	**erlaubt**
Fertigsaucen	Eier
Kaugummi mit Zucker und Sorbit	Küchenkräuter
Mayonnaise	
Medikamente mit Zucker und Sorbit	
Zahnpasta mit Zucker und Sorbit	

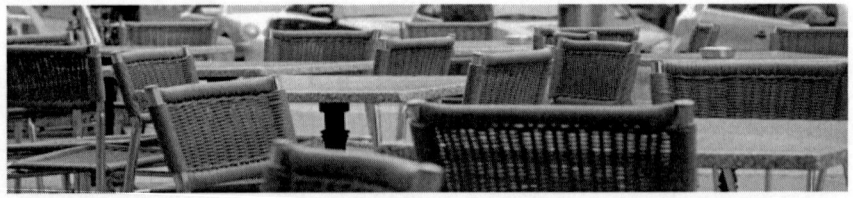

Die besonderen Herausforderungen – Feiern und Restaurants

Zu den ganz besonderen Herausforderungen eines Fructoseintoleranz-Betroffenen gehört immer wieder das Ausessen gehen. Während man sich für zu Hause und ggf. auch am Arbeitsplatz entsprechende Möglichkeiten geschaffen hat, um mit verträglichen Nahrungsmitteln den Alltag meistern zu können und damit irgendwie ‚über die Runden kommt', gerät man in Restaurants schnell in unangenehme Situationen.

Die in vielen Restaurants angebotenen Fastfood-Gerichte sind überwiegend industriell hergestellte Nahrungsmittel, häufig sind sie auch mit verschiedenen Süßungsmitteln angereichert.

Damit werden sie zum großen Risiko und einem großen kulinarischen Abenteuer. Symptome sind dann oft schon vorprogrammiert, denn nicht immer reicht es aus, vor einer bestellten Mahlzeit den Koch zu fragen. Denn während mittlerweile viele Köche auf die zunehmenden Nahrungsmittelallergien in der Bevölkerung eingestellt sind, fehlt ihnen bei der Fructoseintoleranz meistens das nötige Detailwissen.

Mit der Empfehlung, als Fructoseintoleranz-Betroffener am besten ganz aufs Ausessen zu verzichten, ist nicht jedem geholfen. Denn dies bedeutet für viele Betroffene einen gewaltigen Einschnitt in die Lebensqualität. So könnte man dann weder mit Familie und Freunden, noch mit Geschäftspartnern essen gehen und auch bei privaten Einladungen wie Geburtstagsfeiern und Grillabenden müsste man sich wahrscheinlich mit nur einem Glas Wasser begnügen.

Mittlerweile trifft man in Restaurants auf mehr Verständnis, denn die beachtliche Zunahme an Allergikern ist auch an ihnen nicht spurlos vorüber gegangen. So werden sie mit steigender Tendenz mit immer mehr Sonderwünschen von Lebensmittelallergikern konfrontiert. Während hier in den vergangenen Jahren die klassischen Allergien und auch die Laktoseintoleranz bekannter geworden sind, gelten die weiteren Nahrungsmittelintoleranzen meistens immer noch als ziemlich unbekannt, und ganz besonders die Fructose- und Histaminintoleranz.

Als hilfreich bei der Auswahl des Gerichts hat sich bewährt, nur aus Erfahrung gut verträgliche Nahrungsmittel auszuwählen, die normalerweise nur wenig Fructose enthalten. Eine weitere Möglichkeit ist das Vorlegen eines Allergieausweises, in dem aufgeführt wird, dass bestimmte Lebensmittel nicht in der Mahlzeit vorkommen dürfen.

Das Mitführen eines Allergieausweises ist doppelt hilfreich. Er kann dem Koch vorgelegt werden, so dass dieser bei der Zubereitung genau weiß, welche Zutaten zu meiden sind. Ein weiterer Vorteil, der gerade bei Geschäftsessen sehr wertvoll ist, sind die manchmal sehr peinlichen und unverständlichen Diskussionen, die sich mit dem Vorlegen des Ausweises vermeiden lassen. Denn leider muss man immer noch viel zu oft bei der Gerichtbestellung seine Sonderwünsche mit dem Bedienungspersonal ausfechten.

Einfacher als Restaurantbesuche sind private Einladungen zu handhaben, denn hier kann man mit seinem Gastgeber abstimmen, was man verträgt. Da es mit unerfahrenen Gastgebern allerdings auch häufig zu undankbaren Diskussionen kommt, ist die bessere Variante schließlich das Mitbringen des eigenen Essens.

Da man auch auf die meisten alkoholhaltigen Getränke verzichten muss, ist auch das Mitbringen von verträglichem Alkoholika sinnvoll. Verträglich sind meistens destillierte Getränke wie Schnaps und Wodka, aber auch sehr trockene Rotweine.

Leben mit der Fructoseintoleranz

Nicht nur der Weg bis zur richtigen Diagnose ist bei vielen Betroffenen lang und beschwerlich, sondern auch die Zeit nach der Diagnose ist von viel Unsicherheit und vielen unbeantworteten Fragen geprägt. Da eine Fructoseintoleranz leider oftmals bagatellisiert wird, gehört eine umfangreiche Beratung in der Praxis eher zur Ausnahme, so dass man als Betroffener meistens auf sich allein gestellt ist.

Wer einen erfahrenen Therapeuten oder Ernährungsberater zur Seite stehen hat, kann sich in dieser Situation glücklich schätzen. Besonders Personen, die sich bislang noch gar nicht mit dem Thema Ernährung auseinandergesetzt haben, fühlen sich mit der Diagnose schnell überfordert.

Je nach Schweregrad der Intoleranz kann der Alltag extrem belastend wirken. Betroffene, die zusätzlich noch eine weitere Nahrungsmittelintoleranz aufweisen wie beispielsweise Laktose-,

Histamin- oder Glutenintoleranz, haben meistens sehr große Probleme, einen Speiseplan mit verträglichen Nahrungsmitteln aufzustellen.

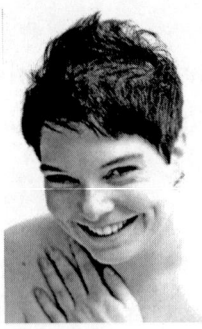

Zu Hause lässt sich dies zwar oftmals noch bewerkstelligen, aber was ist, wenn man berufstätig und auf Kantinenessen oder selbst mitgebrachtes Essen angewiesen ist?

Die Umsetzung der Fructoseintoleranz in den Alltag ist gerade zu Beginn der Diagnose eine große Umstellung, Diese geschieht nicht innerhalb weniger Tage, es ist vielmehr ein längerer Lernprozess erforderlich, bei dem man unverträgliche Nahrungsmittel auswendig lernt und sich individuelle Strategien überlegt, um den Alltag trotz der Schwierigkeiten so einfach wie möglich gestalten zu können.

Tipps

- **Verzichten Sie nicht auf das Frühstück**, denn dieses kurbelt den morgendlichen Stoffwechsel an. Wird erst mittags gegessen, kommt der Stoffwechsel erst ab der Mittagszeit auf Trab.

- Essen Sie **öfters kleine Mahlzeiten** anstatt wenige große. Hierdurch wirken Sie möglichen Unterzuckerungen (Hypoglykämien) entgegen und halten den Blutzuckerspiegel relativ konstant.

- **Gegen entzündete Darmabschnitte** können Omega-3-Fettsäuren, Schwarzkümmelöl und Kalmuswurzeltee sehr hilfreich sein. Der Kalmustee sollte über Nacht kalt aufgesetzt werden und vor und nach jeder Mahlzeit mit 2-3 Schlucken getrunken werden.

- **Kauen Sie gründlich** und ausdauernd, denn die Verdauung beginnt schon durch die Speichelenzyme im Mund. Je mehr hier die Nahrung bereits aufgespalten wird, desto mehr werden die nachfolgenden Verdauungsorgane entlastet.

- Wenn Sie es schaffen, **essen Sie nach ca. 19.00 Uhr nichts mehr**, da Sie die Verdauungsorgane dadurch enorm entlasten. Sollten Sie jedoch Probleme mit Unterzuckerungen haben, essen Sie kurz vorm Zubettgehen eine Kleinigkeit wie z. B. ein halbes Brot mit Aufschnitt, um der nächtlichen Hypoglykämie entgegenzuwirken.

- **Bewegen Sie sich ausreichend.** Ein träger Stoffwechsel wird durch Bewegung angekurbelt, besonders ein träger Darm wird so zur Arbeit angeregt. Täglich ein halbstündiger abendlicher Verdauungsspaziergang kann Wunder bewirken und zu einer besseren und regelmäßigeren Verdauung beitragen.

- Wenn Sie **regelmäßig Ausdauersport** betreiben, wird erfahrungsgemäß die individuelle Toleranzgrenze höher und damit die Menge der verträglichen Fructosemenge größer.

- Vermeiden Sie Nahrungsmittel, die aus einer Kombination von Milchzucker und Fructose bestehen. Dieses sind z. B. Fruchteis, Apfelkuchen mit Sahne, Fruchtjogurt, Müsli mit Früchten und Jogurt oder Quark.

- **Vermeiden Sie Fruchtzucker besonders auf nüchternen Magen,** denn dann wird er noch schlechter vertragen.

- Damit **Kartoffeln verträglicher werden,** legt man sie über Nacht geschält und geschnitten in eine Schale mit Wasser. So wird den Kartoffeln die Fructose entzogen, so dass sie am nächsten Tag verträglicher sind. Der Geschmack wird dadurch etwas fader, aber wie so vieles, ist auch dies reine Gewöhnung.

- Damit der Darm nicht zu sehr von der Fructose entwöhnt und der GLUT-5-Transporter in seiner Aktivität angeregt wird, **testen Sie zwischendurch immer mal wieder Ihre persönliche Fructoseintoleranzgrenze** aus. Dafür integrieren Sie immer mal wieder leicht fruktosehaltige Lebensmittel in Ihre Ernährung und beobachten mögliche auftretende Symptome – natürlich in der Hoffnung, dass sie nicht auftreten.

- Das aus der Ayurvedalehre bekannte **Trinken von warmem Wasser** kann auch bei einer Fructoseintoleranz sehr förderlich sein. Man beginnt bereits morgens mit einem Glas auf nüchternen Magen und führt dies regelmäßig eine halbe Stunde vor jedem Essen fort.

- **Bereiten Sie Ihr Gemüse möglichst schonend zu,** um die Vitamine und Mineralien zu erhalten. Hierzu empfiehlt sich dämpfen in wenig Flüssigkeit oder dünsten.

- Nahrungsmittel mit einem hohen Fructosegehalt verträgt man besser, wenn diese **erst nach einer Hauptmahlzeit gegessen** werden. So gelangt der Fruchtzucker mit zeitlicher Verzögerung den Dünndarm.

- Achten Sie auf eine **ausreichende Mineralstoff- und Vitaminversorgung,** indem Sie entsprechende Nahrungsergänzungsmittel einnehmen. Denn weil Obst fast vollständig und Gemüse sehr stark vom Speiseplan gestrichen werden müssen, sollte mit dem Arzt über eine individuelle Vitaminversorgung gesprochen werden. Achten Sie darauf, dass die Präparate fruktose-, saccharose- und sorbitfrei sind. Nahrungsergänzungsmittel sollten besonders über Vitamin A, Vitamin C, Folsäure, Zink, Kalium und Magnesium verfügen.

- Lesen Sie bei Fertigprodukten unbedingt das **Kleingedruckte, um versteckte Zucker zu vermeiden.**

- Sollten Sie mal in Ernährungsfallen tappen und sich der Bauch mit Blähungen beschweren, **bereiten Sie einen entblähenden Tee zu** aus römischer Kamille, Anis, Fenchel, Kreuzkümmel, Kamillenblüten und Pfefferminze. Mischen Sie dazu 3,25 g römische Kamille, 25 g Anis, 25 g Fenchel, 18,75 g Kreuzkümmel, 3 g Kamillenblüten und 25 g Pfefferminzblätter.

- **Stevia** wird von vielen Betroffenen vertragen, ist aber als Lebensmittel in Europa nicht zugelassen.

- Manchmal ist **die Dosis entscheidend.** Verzehren Sie fructosehaltige Nahrungsmittel möglichst in geringen Mengen und auf kleine Portionen auf den ganzen Tag verteilt.

- In **Kombination mit Traubenzucker ist Fruchtzucker wesentlich verträglicher,** weil der Körper die Fructose dann besser verarbeiten kann. Traubenzucker soll nur als Notlösung dienen und nicht dauerhaft verwendet werden.

- **Gekochte Papaya** ist in kleinen Mengen meistens verträglich.

- **Ersetzen Sie Obstsäfte und Limonade** durch Mineralwasser und ungesüßten Tee.

- **Achten Sie auf versteckte Zucker** wie z. B. in Wurstwaren, Fertiggerichten, Zahnpasta und Medikamenten.

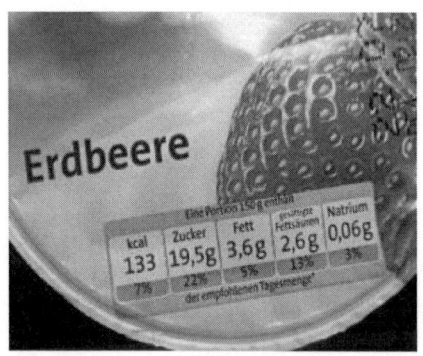

Fructoseintoleranz in der therapeutischen Praxis und Wissenschaft

Fast jeder FM-Betroffene hat die Erfahrung gemacht, dass das Thema Fructoseintoleranz in der therapeutischen Praxis noch extrem unbekannt ist. Man benötigt viel Glück, Geduld und meistens auch mehrere Jahre Zeit, um auf das Thema Fructoseintoleranz zu stoßen und anschließend einen erfahrenen Therapeuten zu finden.

Dabei wird es nur eine Frage der Zeit sein, wann sich diese derzeitige Unkenntnis vieler Therapeuten wandelt. An Universitäten wird die Fructoseintoleranz bislang fast gar nicht berücksichtigt und findet in den Lehrbüchern so gut wie gar nicht statt. Erst in der Praxis werden die Ärzte, Heilpraktiker und Ernährungsberater mit immer mehr Menschen konfrontiert, die immer weniger Lebensmittel vertragen und trotzdem keine Patienten mit Essstörungen wie Magersucht und Bulemie sind, aber auch nicht in die Kategorien der Hypochonder oder psychosomatisch Erkrankten passen.

Da es eine auffallend hohe Zunahme an neuerkrankten FM-Patienten gibt, nimmt das Thema Fructoseintoleranz mittlerweile zunehmend Einzug in die Praxen. Aufgeschlossene und meistens ganzheitlich arbeitende Therapeuten, sowie auf Nahrungsmittelintoleranzen spezialisierte Kliniken beobachten diese Entwicklung seit einigen Jahren und können sich diese vielen Patienten kaum erklären. Manche Therapeuten sprechen gar von einem epidemischen Ausmaß, das sie bei der Fructoseintoleranz beobachten.

Immer mehr stellt sich ihnen dabei die Frage, wo die Ursache für diese Zunahme liegen kann. Ist es die heutige Ernährung mit den vielen denaturierten, konservierten, zuckerhaltigen Fast-Food-Gerichten, Süßigkeiten, Colagetränken und dem enormen Fleischverzehr? Ist es der Hefepilz Candida, der häufig aufgrund von übermäßigem Antibiotika- und Cortisonkonsum zu gravierenden Darmflora und Darmschleimhaut-schädigungen führt? Oder sind es womöglich die enormen Umweltbelastungen und insbesondere die Schwermetalle wie Quecksilber, Blei, Cadmium, Gold und Nickel, die für die Fructose-intoleranz verantwortlich sind?

Viele bis heute bekannte Erkenntnisse sind durch Beobachtungen und Erfahrungen der FM-Betroffenen zustande gekommen und an viele Betroffene und Therapeuten weitergegeben worden. Auf wissenschaftlicher Seite besteht allerdings noch ein großer Forschungs-

und Erklärungsbedarf, um insbesondere Ursache und Wirkmechanismus zu eruieren und Therapien zu entwickeln.

Die Fructoseintoleranz wird bereits als eine der neuen ‚Modeerkrankungen' bezeichnet, die mittlerweile gravierende Ausmaße annimmt, mehrere Millionen Menschen betrifft und dennoch im Praxisalltag und in der Wissenschaft ein absolutes Schattendasein fristet. Es hat den Anschein, als ob da eine Erkrankung auf dem Vormarsch ist, die bisher nur von sehr wenigen Spezialisten diagnostiziert wird, den Betroffenen bei Nicht-Diagnose ein teilweise menschenunwürdiges Leben beschert und der sich auch die Krankenkassen nicht annehmen.

Dabei sollte man gerade bei den Krankenkassen davon ausgehen, dass sie ein riesiges Interesse an Nahrungsmittelintoleranzen haben müssten, um die hierdurch bedingt entstehenden Krankheitskosten zu reduzieren. Denn einerseits werden Millionen Euros ausgegeben für unnötige Untersuchungen und vermeintliche Fehldiagnosen.

Und andererseits fallen viele Tausende Krankheitstage der Arbeitnehmer an aufgrund von Migräne, chronischer Müdigkeit, Reizdarm, Schwindel, chronischer Erschöpfung, Burn-out und vieler weiterer Beschwerden, die aufgrund von Nahrungsmittelintoleranzen entstehen. Wäre den Krankenkassen nicht vielmehr damit geholfen, die Ursache dieser Erkrankungen zu therapieren und damit weitere Krankheitstage der Arbeitnehmer zu verhindern? Gar nicht auszumalen, wie viele Millionen Euros sich mit dieser Maßnahme einsparen ließen.

So ist davon auszugehen, dass mancher Besuch z. B. beim Gastroenterologen eingespart werden kann, einige überflüssige Darmspiegelungen der Vergangenheit angehören und vielen FM-Betroffenen eine schnellere Diagnostik ermöglicht wird, wenn man das Wissen zur Fructoseintoleranz weiterträgt. Maßgeblich daran beteiligt sind die FM-Betroffenen selbst. Denn sie werden meist zwangsläufig das Thema der Fructoseintoleranz nach außen tragen, sei es bei ihren Therapeuten, ihren Freunden oder Arbeitskollegen. Und so manch einer mit unerklärlichen gesundheitlichen Beschwerden wird dann womöglich selbst darauf stoßen, dass er auch mal eine FM-Diagnostik veranlassen sollte.

Denn bei vielen Beschwerden, die mit herkömmlichen Diagnosen nicht zu klären sind, kann bei verdächtigen Symptomen eine FM-Diagnostik sinnvoll sein.

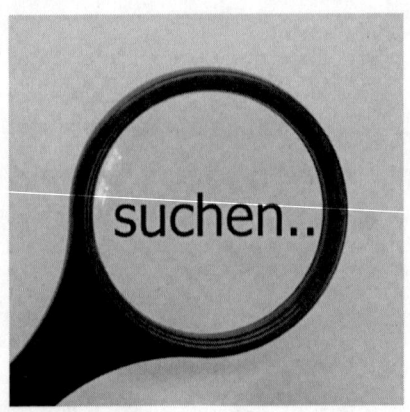

Weitere Nahrungsmittelintoleranzen

Wenn die typischen Symptome einer Fructoseunverträglichkeit trotz fructosearmer Ernährung auftreten, sollte geprüft werden, ob nicht eine weitere Nahrungsmittelintoleranz vorhanden ist. So tritt die Fructose-Malabsorption oft zusammen mit einer Laktose-Intoleranz auf (zu 75-80%), aber auch andere Unverträglichkeiten wie Gluten- und Histamin-Intoleranz können sich hinzugesellen.

Häufig kommen außerdem Intoleranzen auf ganz bestimmte Lebensmittel hinzu, auf die der Körper ebenso mit unangenehmen Symptomen reagiert.

Man kann diese Unverträglichkeiten durch eigenes Beobachten und Ausprobieren herausfinden, aber es ist sehr mühsam und langwierig, bis man die symptomauslösenden Nahrungsmittel identifizieren kann.

Es gibt mittlerweile für alle Nahrungsmittelintoleranzen entsprechende Diagnoseverfahren, die in einigen Praxen und Kliniken durchgeführt werden. Diese Testverfahren sind sehr sinnvoll, da man ohne diese Diagnostik viel wertvolle Zeit verliert, um die unverträglichen Lebensmittel herauszufinden.

Einen hilfreichen Wegweiser und Ratgeber, um einen Überblick über die verschiedenen Diagnosemöglichkeiten, Therapien und verträglichen Nahrungsmittel zu bekommen, erhalten Sie in dem Buch ‚Nahrungsmittelintoleranzen – leben Sie gut mit Histamin-, Fructose-,

Laktose- und Glutenintoleranz', erhältlich bei:
www.Nahrungsmittelintoleranzen.info

Wünsche von Betroffenen

Da eine Fructoseintoleranz in vielen Bereichen noch unerforscht ist und in der Öffentlichkeit kaum stattfindet, kann das Leben der Betroffenen je nach Schweregrad sehr stark beeinträchtigt werden. Allein durch ein breiteres Bewusstsein in der Öffentlichkeit könnten viele unangenehme und unangemessene Situationen vermieden werden. Denn immer wieder gerät man als Betroffener in Erklärungsnöte, warum man dies und das nicht essen kann, warum man im Restaurant immer Sonderwünsche hat und am Arbeitsplatz so seltsame Dinge isst, die doch kein ,normaler' Mensch freiwillig zu sich nehmen würde. Hier wäre mit mehr Rücksichtnahme und Sensibilität gegenüber den Betroffenen viel gewonnen, um deren Lebensqualität zumindest etwas zu verbessern.

Um die Lebensqualität und den Alltag der Patienten zu erleichtern, ist noch viel Aufklärungsarbeit vonnöten, aber auch die Umsetzung diverser alltäglicher Hilfestellungen in unterschiedlichster Form wäre sehr hilfreich.

Lebensmittelhersteller

Besonders im Bereich der Lebensmittel, Getränke und Medikamente besteht viel Handlungsbedarf, denn der alltägliche Einkauf wird meistens zu einer schwierigen Angelegenheit. Während Hersteller auf den Verpackungen der Lebensmittel mittlerweile diverse Inhaltsstoffe deklarieren wie z. B. ,kann Spuren von Gluten oder Erdnüssen enthalten', ,laktosefrei', ,zuckerfrei' etc., bleibt das Thema Fructose noch zu oft unberücksichtigt.

So wie es mittlerweile diverse Hersteller gibt, die sich auf laktose- und glutenfreie Lebensmittel spezialisiert haben, so wäre es sehr wünschenswert, auch fructosereduzierte Nahrungsmittel kaufen zu können.

Medikamentenhersteller

Personen mit einer Fructoseintoleranz sind meistens aufgrund verschiedener fructosebedingter Beschwerden auf die Einnahme von Medikamenten oder Nahrungsergänzungsmittel angewiesen. Neben den bei einer Fructoseintoleranz unverträglichen Lebensmitteln ist die Einnahme dieser Präparate oft mit großen Risiken verbunden, so dass sie statt einer Symptomlinderung genau das Gegenteil bewirken können.

Für Fructoseintoleranz-Patienten wäre es eine große Erleichterung, wenn Verpackungen Hinweise enthalten würden, die eine Medikamenten-

Unverträglichkeit der Präparate bei einer Fructoseintoleranz kennzeichnen.

So wie es heute gängig ist, auf den Verpackungen z. B. einen Hinweis anzugeben ‚dieses Präparat enthält Laktose', so wäre der Hinweis ‚kann bei einer Fructoseintoleranz unverträglich sein' eine enorme Hilfestellung für die Betroffenen.

Aufklärung der Ärzte, Ernährungsberater, Apotheker

Eine umfangreiche Aufklärung der Therapeuten, aber auch Apotheker und Ernährungsberater kann einen großen Beitrag dazu leisten, dass zukünftig die Fructoseintoleranz-Diagnose wesentlich früher gestellt werden kann. Dies bedeutet einen deutlich kürzeren und weniger intensiven Leidensweg für die Betroffenen, aber es führt auch zu einer gewaltigen Kosteneinsparung für die Krankenkassen. Denn durch das frühzeitige Aufdecken der Intoleranz führen weniger Krankentage und das Vermeiden unnötiger kostenintensiver Apparatediagnostiken ganz automatisch zu einer enormen Reduzierung der Krankenkassen- ausgaben.

Die Aufklärung sollte aber nicht an dem Punkt der Fructoseintoleranz- Diagnostik stehen bleiben, sondern sollte auch dazu beitragen, dass die Patienten nach der Diagnosestellung eine entsprechende Betreuung erhalten. Dies kann durch den Arzt erfolgen, aber auch durch Ernährungsberater, die eine Ernährungsschulung und -begleitung leisten sollten.

Momentan ist die Situation leider noch so, dass die Betroffenen in der Regel mit ihrer Diagnose völlig allein stehen und kaum Anlaufstellen finden, die sich ihrer Ernährungsprobleme und den damit zusammenhängenden Alltagsunsicherheiten, psychischen Belastungen und sozialen Beeinträchtigungen annehmen. Die Gefahr ist dann sehr groß, dass die Patienten nach Erhalt ihrer Diagnose nicht die erforderliche (Ernährungs-)Therapie erhalten.

Beim Thema der Medikamentenunverträglichkeiten sollten Ärzte und Apotheker gleichermaßen darauf achten, ob die verschriebenen Präparate bei einer Fructoseintoleranz ohne Risiken und Nebenwirkungen eingenommen werden können. Dies ist ein sehr wichtiger Beitrag, da die Hersteller bisher keine entsprechenden Hinweise auf ihren Verpackungen angeben.

Unterstützung durch die Krankenkassen

Die Unterstützung der Krankenkassen lässt sehr zu wünschen übrig. Sie müssten eigentlich ein großes wirtschaftliches Interesse daran haben, dass eine Fructoseintoleranz frühzeitig diagnostiziert wird, denn dadurch werden nicht nur unnötig lange Leidenswege vermieden, sondern dies führt zu einer umfangreichen Kosteneinsparung durch Krankengeld und unnötige teure Untersuchungsmethoden wie überflüssige Magen- und Darmspiegelungen.

Kooperation durch Restaurants

Trotz der stetig zunehmenden Nahrungsmittelunverträglichkeiten und - allergien haben sich Restaurants bislang immer noch zu wenig auf diese Thematik eingestellt.

Eine Idealvorstellung wäre eine detaillierte Auflistung der Inhaltsstoffe in der Speisekarte oder eine spezielle Speisekarte für Allergiker. Sicherlich bedeutet dies einen erhöhten Mehraufwand für die Restaurants und ganz besonders für den Koch. Aber sind viele Restaurants nicht bestrebt, sich durch einen besonderen Service von ihren Mitbewerbern abzugrenzen?

Folgender Slogan wäre eine große Hilfe:
         ,Essen Sie doch, was Sie vertragen –
   wir gehen gerne auf die Wünsche von Nahrungsmittelallergikern ein.'

Momentan scheinen sich die Restaurants in zwei verschiedene Richtungen zu entwickeln. Einerseits gibt es Restaurants, die sich mittlerweile sehr auf Nahrungsmittelallergiker einstellen. Dies erfolgt häufig aufgrund eigener leidvoller Erfahrung oder aus dem Umfeld, wo jemand aus der Familie oder dem Freundeskreis von vielen Unverträglichkeiten betroffen ist. Diese Restaurantinhaber sind dann für dieses Thema sensibilisiert und wissen, worauf zu achten ist, wenn man keine Fructose, Laktose, kein Gluten oder Histamin verträgt. Auch mit anderen Intoleranzen und klassischen Nahrungsmittelallergien können sie umgehen und den jeweiligen Gästen ein angenehmes Essen anbieten.

Aber da gibt es auch die andere Seite. Als Betroffene kann man es kaum glauben und möchte es auch gar nicht wahr haben, dass so etwas tatsächlich passiert, aber auch so sieht das Leben mit Nahrungsmittelintoleranzen bzw. -allergien aus:

‚Nein, wir stellen Ihnen kein allergikergeeignetes Essen zusammen. Bitte verlassen Sie das Restaurant, denn wir möchten anschließend nicht von Ihnen beschuldigt werden, dass Sie aufgrund des Essens in unserem Restaurant gesundheitliche Beschwerden bekommen haben.'

Öffentliche Aufklärung

Da die öffentliche Aufklärung über Nahrungsmittelintoleranzen noch in den Kinderschuhen steckt, passiert es immer wieder, dass man in seinem persönlichen Umfeld auf Unverständnis stößt und als Sensibelchen oder diejenige mit den ewigen Sonderwünschen bezeichnet wird.

Würde mehr öffentliche Aufklärung erfolgen, so könnte dies nicht nur zu einer schnelleren Diagnostik führen, sondern auch zu einem besseren Verständnis für die Betroffenen.

Unterstützung durch Familie, Freunde und am Arbeitsplatz

Von einer Fructoseintoleranz betroffen zu sein, ist nicht nur eine Angelegenheit des Betroffenen selbst, sondern meist werden automatisch auch die Familie, Freunde und Arbeitskollegen mit diesem

Thema konfrontiert. Denn sie bekommen ja zwangsläufig mit, dass man fast kein Obst mehr isst, die Inhaltsstoffe von Lebensmitteln mit der Lupe nach möglicher Fructose hin untersucht und auch beim Alkohol in der Regel immer dankend ablehnt.

Besonders intensiv trifft es die eigene Familie, denn spätestens ab dem Zeitpunkt der Diagnose gilt es, die Ernährung auf fructosereduzierte Nahrungsmittel umzustellen. Besteht die Familie aus mehreren Personen, bedeutet dies sehr oft eine Doppelbelastung, weil für den Betroffenen andere Speisen gekocht werden müssen als für den Rest der Familie.

Und sind Kinder betroffen, wird das Ganze meist besonders kompliziert. Denn während man als Erwachsener leichter den ‚Gefahrensituationen' ausweichen kann, wird es für Kinder besonders schwer.

Dies fängt im Kindergarten an, geht über Kindergeburtstage, Ausflüge, die Schule und das geliebte Naschen zwischendurch. Kinder lieben Süßigkeiten und wenn sie von einer Fructoseintoleranz betroffen sind, bricht für sie und ihre Eltern meistens eine sehr schwere Zeit an.

Aber es gibt auch eine positive Seite bei Kindern mit Fructoseintoleranz. Denn im Gegensatz zu Erwachsenen haben Kinder eine deutlich bessere Perspektive, dass sie im Laufe des Lebens wieder größere Fructosemengen vertragen können.

Rezepte

Auch mit einer Fructoseintoleranz kann man leckere Gerichte und Desserts essen, ohne dass man das Gefühl hat, auf irgendetwas verzichten zu müssen.

Wenn Sie Ihre eigenen Rezepte auf Ihre Fructoseintoleranz anpassen möchten, ist dies oft recht einfach möglich. Mit ein bisschen Übung und Abschmecken bekommt man schnell ein Gefühl für die richtigen Mengen an Traubenzucker oder Stevia.

Wenn Sie statt den im Rezept angegebenen Haushaltszucker Traubenzucker verwenden möchten, nehmen Sie ungefähr 1/3 mehr als im Rezept angegeben. Bei vielen Rezepten ist der Austausch gegen Traubenzucker problemlos möglich. Lediglich wenn viele Eier verwendet werden, kann es schon mal schwieriger werden, einen sämigen Teig zu bekommen.

Die folgenden Rezepte sind extrem fructosereduziert, so dass sie auch bei einer ausgeprägten Fructoseintoleranz in der Regel verträglich sind. Vorsicht ist trotzdem immer bei der heriditären Fructoseintoleranz angesagt.

Bei den Rezepten, in denen Stevia verwendet wird, sei auch an dieser Stelle nochmals auf die rechtliche Situation von Stevia innerhalb der EU hingewiesen. Da Stevia bisweilen in der EU nicht als Lebensmittel zugelassen ist, sind diese Rezepte für die Personen gedacht, die diese in Ländern außerhalb der EU nachkochen möchten.

Die Süßkraft von Stevia ist sehr intensiv. Dabei entsprechen etwa 2 Steviatropfen einem Teelöffel Haushaltszucker.

Frühstück

Amarantschnitten

Zutaten: 250 g Amarant, 750 ml Wasser, Salz

Kochen Sie den Amarant so lange, bis ein zähflüssiger Brei entstanden ist. Anschließend salzen Sie diesen leicht und streichen ihn auf ein Backblech, das zuvor mit Backpapier ausgelegt wurde.

Das Backblech schieben Sie in den vorgeheizten Backofen und backen den Teig 20 Minuten lang bei 180°C. Anschließend wenden Sie den Teig und backen ihn weitere 15 Minuten. Nun schneiden Sie den gebackenen Teig in 10 x 10 cm große Schnitten.

Brotaufstriche:

Gurken-Knoblauch-Quark

Zutaten für 4 Personen: 750 g Magerquark, 1 große Gurke, 1 Zitrone, 2 EL Olivenöl, 3 kleine Knoblauchzehen, Salz, Pfeffer

Schälen Sie die Gurke, halbieren Sie diese und schaben Sie die Kerne mit einem Löffel heraus. Nun raspeln Sie die Gurkenhälften auf einer Gemüsereibe und drücken die Raspeln anschließend gut aus.

Verrühren Sie jetzt den Quark mit dem ausgepressten Zitronensaft und würzen Sie dies anschließend mit Salz und Pfeffer. Schälen Sie nun den Knoblauch und pressen ihn anschließend, so dass Sie ihn im Quark einrühren können. Heben Sie die Gurkenraspeln unter und ergänzen Sie etwas Salz und Pfeffer, falls gewünscht.

Bewahren Sie den Gurken-Knoblauch-Quark bis zum Verzehr im Kühlschrank auf. Er ist nicht nur als Brotaufstrich empfehlenswert, sondern auch als leckere Ergänzung zu Pellkartoffeln.

Thunfischpaste

Zutaten: 1 Dose Thunfisch, 250 g Magerquark, 2 eingelegte Gurken, Salz, Pfeffer

Füllen Sie den Thunfisch in eine Schale und fügen Sie den Quark hinzu. Schneiden Sie die Gurken in kleine Würfel und mischen Sie diese zusammen mit Salz und Pfeffer unter die Thunfischmasse.

Sie können den Geschmack nach eigenem Belieben mit weiteren Gewürzen wie z. B. Muskat, Petersilie oder Schnittlauch anpassen.

Schokoaufstrich

Zutaten: 125 g Butter, 3 EL Kakaopulver, 3 EL Mandelmus, 1 TL Steviapulver, ½ Becher Schlagsahne

Zunächst wird die Butter in einem Kochtopf bei auf kleiner Stufe zum Schmelzen gebracht. Anschließend rühren Sie das Mandelmus, Kakaopulver und Steviapulver ein. Von der flüssigen Schlagsahne wird nun so viel untergemengt, bis der Aufstrich cremig ist.

Der Schokoaufstrich muss im Kühlschrank aufbewahrt werden.

Olivenpaste

Zutaten: 40 g Oliven, 5 g Margarine

Mixen Sie die Margarine eine Minute lang und geben Sie danach die zerdrückten Oliven hinzu.

Hauptgerichte

Forelle gebacken

Zutaten: je Person 1 Forelle, Mehl, Salz, Butter

Die frische Forelle wird nach dem Waschen mit einem Küchentuch abgetrocknet. Anschließend salzt man sie innen und außen, wendet sie im Mehl und backt sie anschließend mit heißer Butter goldgelb. Als Beilage sind Salzkartoffeln ideal, alternativ ist gekochter Reis möglich.

Putengeschnitzel

Zutaten: 600 g Putenschnitzel, 150 g gekochter Schinken, Pfeffer, ¼ TL Thymian, Muskat, Fett, Mehl, Salz, ein Kästchen Küchenkresse, jeweils 1 Bund Petersilie, Schnittlauch und Dill

Das Putenfleisch wird in dünne Streifen geschnitten und anschließend gewürzt und mit Mehl bestreut. In einer Pfanne wird das Fett erhitzt und das Fleisch von allen Seiten braun angebraten. Nachdem der Schinken in Streifen geschnitten ist, wird auch dieser zusammen mit den zerkleinerten Kräutern in die Pfanne gegeben und untergemischt.

Als Beilage eigenen sich Nudeln oder Reis.

Spagetti mit Brokkoli und Knoblauch

Zutaten für 4 Personen: 400 g Spagetti, 250 g Brokkoli, 250 ml Gemüsebrühe, 250 g gekochter Schinken, 4 Knoblauchzehen, Olivenöl, Pfeffer

Der Brokkoli wird in kleine Röschen zerkleinert und anschließend in einer mit Olivenöl erhitzten Pfanne angebraten. Die Knoblauchzehen werden zerkleinert und dem Brokkoli zugefügt.

Während der Brokkoli mit dem Knoblauch bei kleiner Hitze angebraten wird, kochen die Spagetti im erhitzen Wasser etwa 12 Minuten lang (je nach Sorte).

Nun wird der Schinken in Würfel zerkleinert und zum Brokkoli gegeben und ebenfalls leicht angebraten. Sobald der Brokkoli bissfest ist, wird zunächst die Gemüsebrühe in die Pfanne gefüllt und anschließend das Cremefine hinein gerührt.

Jetzt wird der Pfanneninhalt kurz aufgekocht. Sobald die Spagetti bissfest sind, werden sie ebenfalls in die Pfanne gegeben und untergemengt. Anschließend kann direkt serviert werden.

Pilz-Blätterteigkuchen

Zutaten: 450 g Blätterteig, 300 g Kochschinken, 300 g Gouda am Stück, 6 Eier, ¼ L Sahne, eine große Dose Champignons, je eine Prise Salz, Pfeffer und Paprikapulver

Nachdem Sie den Blätterteig während einer Backzeit von 15 Minuten ‚abgebacken' haben, wird dieser zerkleinert und auf einem mit Backpapier ausgelegten Backblech ausgelegt.

Der Kochschinken und der Goudakäse werden in Würfel zerkleinert und die Champignons halbiert. Nachdem Sie die Eier, Sahne, Champignons, Salz, Pfeffer und Paprikapulver verrührt haben, heben Sie den Käse und Kochschinken unter.

Anschließend geben Sie die Füllung auf das mit dem Blätterteig vorbereitete Backblech und backen dieses im vorgeheizten Backofen 30 Minuten lang bei 180°C.

Der Pilz-Blätterteigkuchen wird heiß serviert.

Spinatauflauf

Zutaten: 1 kg frischer Spinat, Bechamelsoße: 20 g Butter, 250 ml kalte Milch, 1 Eigelb, 20 g Weizenmehl, geriebene Muskatnuss, Salz, Pfeffer, 100 g Reibekäse

Waschen Sie den Spinat und blanchieren Sie ihn anschließend in Salzwasser. Sofort danach geben Sie ihn in Eiswasser und lassen ihn nach dem Abkühlen abtropfen.

Zerschmelzen Sie die Butter und rühren Sie das Mehl hinein, bis es hellgelb geworden ist. Jetzt geben Sie die Milch hinzu, kochen diese auf und rühren die Soße während des Köchelns 10 Minuten.

Entnehmen Sie der Soße jetzt 2 EL und rühren Sie damit das Eigelb glatt. Dann geben Sie das gerührte Eigelb in die aufgekochte Soße. Fetten Sie jetzt eine Auflaufform und legen Sie diese mit dem vorbereiteten Spinat aus. Die Bechamelsoße geben Sie über den Spinat, anschließend streuen Sie den Käse darüber und backen den Auflauf 45 Minuten lang bei einer Temperatur von 170°C.

Schinkennudelauflauf

Zutaten: 1 L Wasser, 1 TL Salz, 250 g Bandnudeln, 125 g geriebener Gouda, 125 g Sahne, 2 Eier, 1/8 L Milch, 200 g gekochter Schinken, Paniermehl, Muskat, Salz

Das Wasser wird zusammen mit Öl und dem TL Salz gekocht, anschließend werden die Nudeln hinzugegeben. Sobald diese gar sind (nach etwa 12 Minuten), gießen Sie das Wasser ab und geben die Hälfte der Nudeln in eine gefettete Auflaufform. Den Schinken schneiden Sie nun in Würfel und verteilen diesen mit der Hälfte des Goudakäses darauf. Anschließend decken Sie den Schinken und Käse mit den restlichen Nudeln ab.

Die Milch wird nun zusammen mit den Eiern, der Sahne und den Gewürzen vermixt und über den vorbereiteten Auflauf gegossen. Das Paniermehl wird zusammen mit den Butterflöckchen auf dem Auflauf verteilt.

Die Auflaufform setzen Sie jetzt in den kalten Backofen und backen ihn 40 Minuten lang bei einer Temperatur von 225 °C.

Räucherfisch mit Reis

Zutaten für 4 Personen: 300 g Reis, 600 geräucherter Fisch (z. B. Rotbarsch, Heilbutt), 4 Eier, 2 EL Butter, 125 g Sahne, Salz, 2 TL Curry

Kochen Sie den Reis in 15 Minuten und kochen Sie in der Zwischenzeit die Eier so lange, bis sie hart sind. Danach schneiden Sie die Eier in Würfel und zerpflücken den Fisch in kleine Stücke. Sobald Sie die Butter in der Pfanne erhitzt haben, schwenken Sie den zerkleinerten Fisch darin.

Sobald der Reis gar ist, gießen Sie das Wasser ab und lassen ihn auf einem Sieb abtropfen.

Jetzt wird die Sahne zusammen mit dem Curry in einem Topf kurz aufgekocht und anschließend der Reis hinzugefügt und kurz erhitzt. Ergänzen Sie nun den Fisch und zwei Drittel der zerkleinerten Eierstücke und vermischen Sie die Menge vorsichtig.

Anschließend kann das fertige Essen auf den vorbereiteten Tellern mit den restlichen Eierstückchen angerichtet und serviert werden.

Shitake-Omelett

Zutaten für 4 Personen: 300 Shitake-Pilze, 1 Knoblauchzehe, 100 ml Milch, 150 g Creme Fraiche, ½ Bund Schnittlauch, 6 Eier, 1 EL Öl, Salz, Pfeffer

Reinigen Sie die Shitake-Pilze und schneiden Sie sie in Stücke. Nachdem Sie die Knoblauchzehe geschält haben, wird diese in kleine Stückchen geschnitten, ebenso den Schnittlauch.

Jetzt wird die Milch mit den Eiern, Salz und Pfeffer vermixt. Die Pilze braten Sie dann in einer mit Öl erhitzten Pfanne und geben etwas Salz, Pfeffer und den gepressten Knoblauch hinzu.

Die Eiermilch gießen Sie nun in die Pfanne, decken diese anschließend zu und lassen sie bei mittlerer Hitze 10 Minuten lang stocken.

Vermengen Sie das Creme Fraiche mit etwas Salz und Pfeffer und geben Sie es auf das Omelette, sobald Sie dieses auf einen Teller gestürzt haben. Sobald Sie den Schnittlauch auf das Omelette gestreut haben, wird es heiß serviert.

Anstatt der Shitake-Pilze eignen sich auch Pfifferlinge oder Champignons in gleicher Menge. Wer Zwiebeln verträgt, kann eine Zwiebel zusammen mit dem Knoblauch in die erhitzte Pfanne geben und anschwitzen.

Zwischenmahlzeiten

Kräuterwaffeln

Zutaten: 300 g Mehl, 200 Butter, Salz, 2 gestrichene TL Backpulver, Rosenpaprika, 1/8 L lauwarmes Wasser, 4 Eigelb, 125 g Fleischwurst und jeweils ½ EL gehackte Petersilie, Schnittlauch und Dill.

Zusätzlich: 4 Eiweiß

Alle Zutaten bis auf das Eiweiß werden mit einem Elektromixer zu einem Rührteig vermischt. Anschließend wird das steif geschlagene Eiweiß untergehoben. Mit dem nun fertigen Teig werden die Waffeln gebacken.

Quark-Spinat-Kuchen

Zutaten Hefeteig: 400 g Mehl, 75 g Butter, 40 g Hefe, 1 TL Salz, ¼ L Wasser

Zutaten Belag: 1 EL Fett, 200 geräucherter Speck, 2 kg Quark, 6 Eier, 1 Bund Dill, 1 Bund Schnittlauch, Muskat, Salz und Pfeffer, 600 g tiefgekühlter Spinat.

Aus den Teigzutaten wird ein Teig gemixt. Anschließend zieht er im Backofen 10 Minuten lang bei 50°C.

Für den Belag wird das Fett in einer Pfanne erhitzt und der angetaute Spinat kurz darin gedünstet. Nachdem der Quark mit den Eiern verrührt wurde, gibt man den Spinat hinzu und die gehackten Kräuter und Gewürze werden ergänzt und untergerührt.

Wenn der Hefeteig fertig gestellt ist, wird dieser in einer gefetteten Fettpfanne ausgerollt und ein kleiner Rand hoch gerollt. Die Quarkmasse wird anschließend darauf verteilt.

Bei 200°C wird der Kuchen 50 bis 55 Minuten lang gebacken und anschließend warm serviert.

Camembert mit Knoblauch

Zutaten: 375 g Camembert mit 50 bis 60 % Fettanteil, 3 Knoblauchzehen, 3 EL grüner Pfeffer, Olivenöl, Lorbeerblätter, 3 Zweige Thymian

Der Camembert wird in große Würfel und der Knoblauch in dünne Stifte geschnitten. Nachdem der Thymian abgespült und trocken getupft ist, wird alles lagenweise in ein verschließbares Glasgefäß geschichtet und mit Öl aufgefüllt, so dass der Käse bedeckt ist. Die Lorbeerblätter werden schließlich darauf gelegt und das Glas verschlossen.

An einem kühlen Ort lässt man das Ganze nun 2 Tage lang ziehen. Der Camembert ist in dem Glas bis zu 4 Wochen lang haltbar.

Käseblätterteig

Zutaten: 1 Packung tiefgekühlter Blätterteig (300 g), 200 geräucherter Speck, 200 Scheiblettenkäse, 125 g saure Sahne, 4 EL Paniermehl, 3 Eier, Pfeffer, Paprika, Salz

Legen Sie den aufgetauten Blätterteig auf ein mit Backpapier ausgelegtes Backblech. An den Seiten ziehen Sie den Teig etwas hoch und schieben einen geknickten Alusteifen vor den Teig.

Jetzt bestreuen Sie die Teigplatte mit Paniermehl und verteilen den in Scheiben geschnittenen Speck und in Viertel geteilte Käsescheibletten darauf.

Die Sahne wird zusammen mit den Gewürzen und Eiern vermixt und anschließend gleichmäßig über den Belag gegossen.

Bei einer Temperatur von 200°C backen Sie die fertige Teigplatte auf dem Blech 20 Minuten lang.

Anschließend schneiden Sie den Teig in einzelne Portionen und servieren diese heiß.

Nachtisch und anderes Süßes

Dinkel-Kakaokuchen

Zutaten: 150 g Butter, 20 g Kakaopulver, 50 Tropfen Stevia, 5 EL Traubenzucker, 1 Packung Backpulver, 3 Eier, 200 g Dinkelmehl (Typ 630), 100 ml Sauerrahm

Nachdem der Backofen auf 220°C vorgeheizt wurde, die Butter kräftig rühren, so dass anschließend das Kakaopulver, Stevia und der Traubenzucker hinzugefügt werden können. Nachdem auch die Eier untergerührt wurden, gießen Sie den Sauerrahm hinzu und mixen diesen mit dem Teig.

Separat wird das Dinkelmehl mit dem Backpulver vermengt und anschließend unter den Kakaoteig gerührt. Sollte der Teig nicht zäh genug sein, kann noch etwas Mehl hinzugefügt werden.

Die Backform wird nun mit Backpapier ausgelegt, so dass anschließend der fertige Teig hinein gefüllt werden kann.

Die Form wird nun auf der untersten Schiene im Backofen erst 10 Minuten bei 220°C gebacken, anschließend weitere 30 Minuten bei 180°C.

Gekochte Papaya

Aufgrund des sehr geringen Fructosegehalts gilt Papaya als eine der am besten verträglichen Obstorten bei einer Fructoseintoleranz.

Zutaten: eine halbe gereifte Papaya

Nachdem die Papaya vom Kerngehäuse und der Schale befreit wurde, schneiden Sie die Papaya in Würfel. Im Kochtopf wird unter Hinzugabe von etwas Wasser die Papaya etwa 10 Minuten lang auf kleiner Stufe geköchelt.

Anschließend kann man die Papaya einschließlich der Flüssigkeit servieren, es ist aber auch möglich, die Papaya im Kühlschrank abkühlen zu lassen und ein paar Stunden später zu essen.

Papayaquark

Zutaten für 4 Personen: 2 gereifte Papaya, 90 g Reissirup, 250 g Quark, 150 g Jogurt, 150 ml Schlagsahne, 1 Zitrone

Zunächst werden die Papayas geschält und anschließend von den Kernen befreit. Danach pürieren Sie die Papaya und geben den Reissirup und Zitronensaft hinzu.

Die restlichen Zutaten werden mit dem Quark und Jogurt verrührt und anschließend mit dem Papayapüree vermengt. Anschließend heben Sie die Sahne unter. Der Papayaquark wird kalt serviert.

Käsequarktorte

Zutaten: 200 g Doppelrahmfrischkäse, 1.000 g Magerquark, 6 TL Flüssigstevia, 5 Eier, 170 g Maisgries, ½ Tüte Backpulver

Nachdem alle Zutaten vermengt sind, geben Sie diese in eine 26 cm Springform, die vorher mit Backpapier ausgelegt wurde. Bei 160°C backen Sie die gefüllte Springform im nicht vorgeheizten Backofen für etwa 70 Minuten.

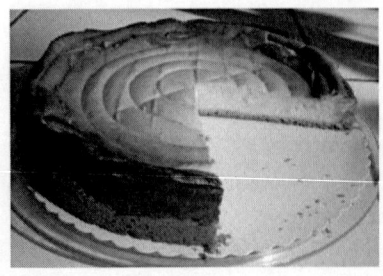

Marmorkuchen

Zutaten: 150 g Margarine, 250 g Traubenzucker, 3 TL Backpulver, 1/8 Liter Milch, 3 Eier, 300 g Mehl, 15 g Kakao

Die Margarine wird mit dem Traubenzucker schaumig gerührt, anschließend fügen Sie die Eier hinzu und rühren diese unter. Danach fügen Sie das Mehl und Backpulver hinzu und teilen den Teig anschließend in zwei Hälften.

Jede Hälfte für sich wird mit einer Milch-Hälfte vermengt. In eine Hälfte rühren Sie den Kakao unter. Nun geben zuerst die helle Teighälfte und anschließend die dunkle Teighälfte in eine gefettete Kastenform.

Nachdem Sie den dunklen Teig auf dem hellen Teig verteilt haben, ziehen Sie eine Gabel spiralförmig durch beide Teigschichten. Bei einer Temperatur von 175°C backen Sie die gefüllte Kastenform 60 Minuten lang.

Beilagen

Käsewaffeln

Zutaten: 200 g Mehl, 200 g Butter, ½ TL Backpulver, ½ TL Salz, 2 EL geriebener Goudakäse, 4 Eier, 4 EL lauwarmes Wasser, 1 Messerspitze Rosenpaprika.

Durch Zugabe von Milch bräunen die Waffeln und bleiben weich.

Alle Zutaten werden mit einem elektrischen Mixer zu einem Rührteig gemischt und anschließend mit einem Waffeleisen gebacken.

Polenta-Nocken

Zutaten: 350 ml Wasser, 150 g Polenta, 1 Ei, Muskat, Salz, 1 EL Öl, 20 g Butter

Kochen Sie das Wasser mit Salz und einer Prise Muskat auf. Rühren Sie die Polenta in das kochende Wasser ein und lassen sie diese bei geringer Hitze quellen. Rühren Sie währenddessen die Poenta hin und wieder. Verquirlen Sie nun das Ei und vermischen Sie es mit der Polenta.

Die Polenta-Nocken eignen sich als Beilage z. B. zu Hähnchen- und Putenfilet. Man kann sie aber auch hervorragend als Zwischenmahlzeit ohne weitere Beilagen essen.

Buchweizenpfannis

Zutaten: 150 g Mehl, 100 Buchweizenmehl, ½ lauwarme Milch, 1 TL Traubenzucker, 3 EL Creme Fraiche, 2 Eier, 125 Butterschmalz, 20 g Butter, 20 g Hefe, ½ TL Salz

Das Mehl wird zusammen mit Hefe, Salz, Milch und Traubenzucker verrührt und anschließend zugedeckt, um den Teig gehen zu lassen.

Die geschmolzene Butter vermengen Sie nun mit Creme Fraiche und dem Eigelb und geben dies zum Hefeteig. Jetzt schlagen Sie das Eiweiß steif und heben es unter den Teig.

In einer Pfanne erhitzen Sie nun das Butterschmalz und füllen den Teig mit einem Esslöffel ein, so dass portionsweise kleine Pfannkuchen gebacken werden.

Die Buchweizenpfannis schmecken heiß sehr gut zu Lachs oder Lammsteak.

Hirsefrikadellen

Zutaten: 200 g Hirse, 3 TL Margarine, 1 TL Johannisbrotkernmehl, ½ L Wasser, 50 g Schafkäse, Butter, Basilikum, Majoran, Thymian

Vermischen Sie die Hirse mit dem Wasser, der Margarine und den Kräutern und kochen Sie diese anschließend 5 Minuten lang im Topf auf einer Herdplatte.

Anschließend lassen Sie den Hirseteig 30 Minuten lang quellen und schneiden den Schafskäse in kleine Würfel. Sobald der Teig abgekühlt ist, mischen Sie das Johannisbrotkernmehl und die Schafskäsestückchen unter den Teig und formen anschließend kleine Frikadellen. In einer Pfanne schmelzen Sie die Butter und braten dann die geformten Frikadellen abwechselnd von beiden Seiten.

Tagebuch bei Fructose-Intoleranz   Datum:

Uhrzeit	Essen mit Mengenangabe und Zubereitungsart (gekocht, gedünstet, roh, gebraten etc.)	Getränke mit Mengenangabe	Medika- mente mit Mengenangabe	Reaktionen
Stuhlgang		☐ nein ☐ ja wenn ja, Anzahl und Beschaffenheit:		
Stress:		☐ nein ☐ ja wenn ja, warum:		

Tipp: kopieren Sie sich diese Seite für jeden Tag im DINA4-Format.

Zur Autorin

Sigi Nesterenko, geb. 1964, erkrankte 1994 an MCS (Multiple Chemische Sensibilität). Um zu überleben, musste sie sich nicht nur mit dem Vermeiden und Ausleiten von Umweltschadstoffen wie Quecksilber, Blei und Palladium beschäftigen, sondern auch mit den MCS-Begleiterscheinungen wie einer Schimmelpilzallergie, chronischen Candidainfektion, Histamin- und Fructoseintoleranz.

Durch ihre stetige Suche nach der Ursache konnte sie im Laufe der Jahre durch verschiedene naturheilkundliche Therapien einen erstaunlichen und respektvollen Weg der Genesung erfahren. Dieser Weg dauerte viele Jahre und erforderte extrem viel Eigeninitiative und Disziplin. Sie sammelte im Laufe der Jahre sehr umfangreiche Kenntnisse durch ständiges Lesen, Recherchieren, Experimentieren und intensiven Austausch mit anderen MCS-Betroffenen. Und nicht zuletzt die Durchführung unendlich vieler hilfreicher und auch weniger nützlicher Therapien haben zu ihrem umfangreichen Wissen über Naturheilkunde beigetragen.

Ihre eigenen Erfahrungen und gesammelten Erkenntnisse hat sie mittlerweile in 20 Büchern veröffentlicht wie beispielsweise über Histaminintoleranz, Fibromyalgie, Nahrungsmittelintoleranzen, Leaky Gut - der durchlässige Darm, Candida und Blähungen. Sie ist inzwischen zu einer gefragten Expertin geworden, wenn es um Nahrungsmittelunverträglichkeiten und Umwelterkrankungen geht.

„Mit der Nutzung meiner Erfahrungen können andere Menschen ihre Leidenswege möglicherweise abkürzen und viele tausend Euros sparen. Hätte ich vor 15 Jahren meinen heutigen Wissensschatz gehabt, wären mir viele Jahre mit extrem eingeschränkter Lebensqualität erspart geblieben", Sigi Nesterenko.

Hinweise für den Leser

Mikroverfilmungen und für die Verarbeitung mit elektronischen Systemen.

Fotoquellen: www.pixelio.de, www.fotolia.com